Biesalski Vitamine

Prof. Dr. med. Hans K. Biesalski

Vitamine

Aktiver Gesundheitsschutz
Bedarf, Mangel, Risiko

TRIAS THIEME HIPPOKRATES ENKE

Anschrift des Autors:
Prof. Dr. med. Hans K. Biesalski
Institut für Biologische Chemie und Ernährungswissenschaft
Universität Hohenheim
Fruwirthstraße 12
D-70599 Stuttgart

Umschlaggestaltung:
Cyclus · D+P Loenicker, Stuttgart

Textzeichnungen:
Friedrich Hartmann, Nagold

Lektorat:
Uta Spieldiener

Die Deutsche Bibliothek – CIP-Einheitsaufnahme

Biesalski, Hans K.:
Vitamine : aktiver Gesundheitsschutz ; Bedarf, Mangel, Risiko / Hans K. Biesalski. [Textzeichn.: Friedrich Hartmann]. – Stuttgart : TRIAS Thieme Hippokrates Enke, 1996

Wichtiger Hinweis: Wie jede Wissenschaft ist die Medizin ständigen Entwicklungen unterworfen. Forschung und klinische Erfahrung erweitern unsere Erkenntnisse, insbesondere was Behandlung und medikamentöse Therapie anbelangt. Soweit in diesem Werk eine Dosierung oder eine Applikation erwähnt wird, darf der Leser zwar darauf vertrauen, daß Autoren, Herausgeber und Verlag große Sorgfalt darauf verwandt haben, daß diese Angabe **dem Wissensstand bei Fertigstellung des Werkes** entspricht. Für Angaben über Dosierungsanweisungen und Applikationsformen kann vom Verlag jedoch keine Gewähr übernommen werden. **Jeder Benutzer ist angehalten**, durch sorgfältige Prüfung der Beipackzettel der verwendeten Präparate und gegebenenfalls nach Konsultation eines Spezialisten festzustellen, ob die dort gegebene Empfehlung für Dosierungen oder die Beachtung von Kontraindikationen gegenüber der Angabe in diesem Buch abweicht. Eine solche Prüfung ist besonders wichtig bei selten verwendeten Präparaten oder solchen, die neu auf den Markt gebracht worden sind. **Jede Dosierung oder Applikation erfolgt auf eigene Gefahr des Benutzers.** Autoren und Verlag appellieren an jeden Benutzer, ihm etwa auffallende Ungenauigkeiten dem Verlag mitzuteilen.

Printed in Germany

Satz und Druck: Gulde-Druck GmbH, Tübingen
Gesetzt auf CCS Textline Herkules PRO

ISBN 3-89373-357-4   1 2 3 4 5 6

So finden Sie schnell die gewünschte Information

Das Kapitel »Allgemeines zu Vitaminen« ab Seite 10 bietet Ihnen Wissenswertes, das sich auf die gesamte Gruppe der Vitamine bezieht.

Im Abschnitt »Die Vitamine im einzelnen« ab Seite 21 wird jeder der 14 Vertreter ausführlich beschrieben. Dabei ist jedes Vitamin nach dem gleichen Schema gegliedert. Die folgenden Piktogramme helfen Ihnen, schnell an die gewünschte Information zu kommen.

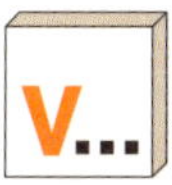

Die Visitenkarte

Das Vitamin stellt sich kurz vor: Wann und wie wurde es entdeckt? Welche Bedeutung hat es für den Menschen? Wo kommt es vor? Wie wird es in den Körper aufgenommen? Wird es gespeichert?

Welche Wirkungen hat das Vitamin?

Hier erfahren Sie, wo und wie das Vitamin wirkt.

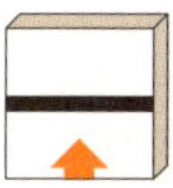

Wie äußert sich ein Mangel?

Nicht nur auf die klassischen Vitaminmangelkrankheiten wird in diesem Abschnitt eingegangen, sondern auch auf die in den Industrieländern viel häufigeren sogenannten marginalen, also leichten Mangelzustände (s. a. S. 13).

Wer hat ein erhöhtes Risiko für einen Mangel?

Unter diesem Zeichen finden Sie die Personengruppen, bei denen aufgrund außergewöhnlicher Situationen (z. B. Schwangerschaft, Stillzeit, Krankheit), durch besondere Lebensumstände (z. B. Streß, schwere körperliche oder psychische Belastungen), durch Lebensgewohnheiten (z. B. Rauchen, häufiges Diäthalten) oder durch die Zugehörigkeit zu einer bestimmten Altersklasse das Risiko eines Mangels bezogen auf das einzelne Vitamin besonders groß ist.

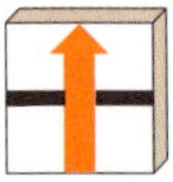

Was passiert, wenn ich zuviel aufnehme?

Mögliche Überdosierungen, in der Regel durch die Einnahme von Vitaminpräparaten, und deren Folgen stehen in diesem Abschnitt im Mittelpunkt.

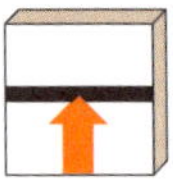

Wieviel brauche ich täglich?

Hier finden Sie die Empfehlungen für die tägliche Zufuhr der Deutschen Gesellschaft für Ernährung*. Die Angaben sind nach Altersgruppen unterteilt; auch die Zufuhrempfehlungen für Schwangere und Stillende sind enthalten.

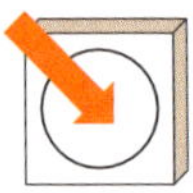

Was sind gute Quellen für das Vitamin?

Dieser Abschnitt hält eine Austauschtabelle für das jeweilige Vitamin für Sie bereit. Diese gibt Ihnen einen Eindruck davon, welche Nahrungsmittel gute Quellen sind und wieviel Sie von einem einzigen Lebensmittel aufnehmen müßten, um die Zufuhrempfehlung für dieses Vitamin zu erreichen. Die Tabellen haben lediglich einen modellhaften Charakter, da im täglichen Leben die benötigte Vitaminmenge durch die vielen verschiedenen Nahrungsmittel einer abwechslungsreichen Mischkost zugeführt wird. Es sind immer jene Lebensmittel berücksichtigt worden, die die größten Mengen des jeweiligen Vitamins enthalten und die in der durchschnittlichen Kost der Bundesbürger auch tatsächlich eine Rolle spielen. Taucht z.B. Milch bei Vitamin E nicht auf, so heißt das, daß sie zur Deckung des Vitamin-E-Bedarfs nur eine untergeordnete Rolle spielt. Bei den angegebenen Mengen handelt es sich um gerundete Werte. Sie beziehen sich auf den verzehrbaren Anteil des Lebensmittels im rohen Zustand. Wird die Nahrung gekocht verzehrt, müssen Sie etwa 25% mehr zu sich nehmen, um die Zubereitungsverluste auszugleichen.

* Quelle: Deutsche Gesellschaft für Ernährung (DGE): Empfehlungen für die Nährstoffzufuhr. 5. Überarbeitung 1991, Umschau Verlag, Frankfurt/Main. Bei unterschiedlichen Empfehlungen für Mann und Frau sind die Angaben im vorliegenden Buch Durchschnittswerte.

Was schadet dem Vitamin?

Vitamine sind empfindliche Substanzen, und mit den Nahrungsmitteln, in denen sie enthalten sind, müssen wir deshalb sorgfältig umgehen. So entscheiden Lagerung und Zubereitung der Lebensmittel darüber, wieviel wir schließlich von der ursprünglich enthaltenen Vitaminmenge aufnehmen. Hier erfahren Sie, was bei den einzelnen Vitaminen zu beachten ist.

Bei welchen Erkrankungen hilft das Vitamin?

Mit Vitaminen kann man streng genommen nur die jeweilige Mangelkrankheit erfolgreich behandeln. Mittlerweile werden sie aber auch immer mehr als begleitende Maßnahme in die Therapie von anderen Erkrankungen einbezogen. Dabei werden in der Regel solche Dosen verwendet, in denen die Vitamine nicht mehr nur ihre eigentliche Funktion ausfüllen, sondern darüber hinaus arzneiähnliche Wirkungen entfalten. Unter diesem Piktogramm finden Sie nun die Krankheitsbilder, bei denen das jeweilige Vitamin mit unterschiedlichem Erfolg eingesetzt wurde. In manchen Fällen sind die Wirkungen recht gut gesichert, in anderen hingegen sind sie eher spekulativ und möglicherweise individuell sehr unterschiedlich, also nicht allgemeingültig. Keine Erkrankung, außer solchen, die durch einen Mangel einzelner oder mehrere Vitamine ausgelöst wurden, kann *allein* durch die Gabe eines einzelnen Vitamins oder einer Vitaminkombination geheilt werden. Vielmehr wirken Vitamine hier meist unterstützend und können so den Therapieerfolg verbessern.

Vitamin-Tips

Hier finden Sie eine Fülle von praktischen Hinweisen und Tips zu dem jeweiligen Vitamin.

Allgemeines zu Vitaminen

Was sind Vitamine?

Der Name Vitamine sagt schon einiges über diese insgesamt 14 Substanzen umfassende Gruppe aus. Vita stammt aus dem Lateinischen und bedeutet Leben; der Ausdruck Amine bezeichnet eine stickstoffhaltige Verbindung, denn von den ersten analysierten Vertretern, die tatsächlich Stickstoff enthielten, schloß man auf die chemische Struktur aller anderen Vitamine. Erst später stellte sich heraus, daß die meisten Vitamine anderen chemischen Stoffklassen angehören: Beispielsweise ist Vitamin C eine Säure und Vitamin A ein Alkohol.

Vitamine sind lebensnotwendige Substanzen, die der Körper nicht selbst herstellen kann. Eine Ausnahme ist Vitamin D, das in der Haut gebildet wird (s. a. S. 37ff.). Die große Bedeutung dieser Substanzen erklärt sich daraus, daß sie Bindeglieder zwischen den verschiedensten Stoffwechselvorgängen sind. Es gibt kaum eine Reaktion in unserem Körper, bei der nicht ein oder sogar mehrere Vitamine mitwirken. Obwohl in vielen Stoffwechselvorgängen unterschiedliche Vitamine Hand in Hand arbeiten, hat doch jedes eigene, hochspezifische Funktionen. Dies bedeutet, daß bei Fehlen eines Vitamines der ganze Stoffwechselweg oder ein Teilabschnitt gestört sein kann.

Schon seit mehreren tausend Jahren ist bekannt, daß es lebensnotwendige Verbindungen gibt, die nicht in allen Nahrungsmitteln vorkommen. Schriftstücke aus der Antike zeigen, daß Nachtblindheit (Symptom eines Vitamin-A-Mangels) mit Leber (einem guten Vitamin-A-Lieferanten) erfolgreich behandelt wurde. Und Kinder mit bestimmten Formen von Knochenverbiegungen (Rachitis als Vitamin-D-Mangelerkrankung) konnten mit Sonnenlicht (notwendig für die körpereigene Vitamin-D-Synthese) und mit der Gabe von Knochenmehlen und Fischmahlzeiten geheilt werden. Obgleich die meisten der Vitamine erst Anfang bis Mitte dieses Jahrhunderts entdeckt und analysiert wurden, hatte der Mensch schon früh erkannt, daß das Fehlen bestimmter Nahrungsmittel, die eine dieser noch unbekannten Stoffe enthielten, zu ganz typischen Krankheitsbildern führt.

Welche Vitamine gibt es?

Vitamine teilt man in die Gruppe der fettlöslichen und in die Gruppe der wasserlöslichen Verbindungen ein. Fettlöslich sind die Vitamine A, D, E und K. Wasserlöslich sind alle B-Vitamine (B_1, B_2, B_6, B_{12}, Niacin, Folsäure, Pantothensäure und Biotin) sowie Vitamin C. Diese Einteilung hat man gewählt, da sich manche Vitamine nur in Fett, andere wiederum nur in Wasser lösen lassen. Dies ist eine durchaus sinnvolle Einrichtung der Natur, da sich auf diese Weise die Vitamine entsprechend ihrer Löslichkeit in den fetthaltigen Räumen und in den wasserhaltigen in unserem Körper verteilen können. Fetthaltig sind nicht nur die Fettzellen, sondern alle Zellhüllen, die sogenannten Membranen. Die wäßrigen Bereiche sind das Zellinnere, das Blut und oft auch die schmalen Kanäle zwischen den Zellen.

Die Löslichkeit sagt auch schon etwas über die Funktion der Vitamine aus: Durch die Wasserlöslichkeit der B-Vitamine und des Vitamin C können sie sich an Stoffwechselreaktionen beteiligen, die im Zellinneren ablaufen oder für die es erforderlich ist, daß das Vitamin aus der Zelle in das wäßrige Blut oder aber in die wäßrigen Teile zwischen den Zellen abgegeben wird. Da sich fettlösliche Vitamine nicht in Wasser lösen, benötigen sie, sobald sie damit in Kontakt kommen, einen Transporter, ein spezielles Hüllprotein, das sie vorübergehend wasserlöslich macht. So können sie über das Blut zu ihren Zielorganen gelangen. Die wasserlöslichen Vitamine können sich also viel freier und ungehinderter im Körper bewegen. Stoffwechselreaktionen, an denen sie beteiligt sind, finden nahezu überall im Körper statt. Die Funktionen der fettlöslichen Vitamine hingegen sind meist auf einige wenige Organe und Gewebe bzw. Zellbestandteile (z. B. die Zellmembran) beschränkt. Und so sind auch ihre Aufgaben wesentlich spezieller als die der wasserlöslichen Vitamine.

Wegen dieser besonderen Möglichkeiten der wasserlöslichen Vitamine und ihrer weiten Verbreitung gibt es keine echten Speicher im Körper. Eine Ausnahme ist allerdings Vitamin B_{12}, für das es einen für viele Jahre ausreichenden Vorrat gibt. Dieses Gegenbeispiel zeigt auch wieder, daß unser Organismus gelernt hat, sich auf die Verfügbarkeit der Vitamine in der Nahrung einzustellen: Vitamin B_{12} kommt fast ausschließlich in Leber vor, die nicht zu unseren gängigen Nahrungsmitteln gehört. Der Körper stellt sich also durch die Bildung von Reserven auf die geringen Nahrungsquellen ein.

Wie wirken Vitamine?

Neben der Löslichkeit gibt es noch eine weitere Einteilung, die sich auf die Wirkungsweise der Vitamine bezieht. Hier unterscheidet man die sogenannten neurotropen Vitamine von den antioxidativen Vitaminen und denen, die am Zellkern wirken. Letztere arbeiten ähnlich wie Hormone.

Neurotrope Vitamine

Neurotrop bedeutet, daß diese Vitamine für die Funktion unserer Nerven notwendig sind. Sie sind insbesondere für den Energiestoffwechsel im Nervengewebe, in erster Linie des Gehirns, verantwortlich. Zu den neurotropen Vitaminen gehören die 8 B-Vitamine (B_1, B_2, B_6, B_{12}, Folsäure, Biotin, Niacin und Pantothensäure). Ursprünglich ging man von einem einzigen B-Vitamin aus, doch mit der Zeit erkannten die Forscher, daß es sich um 8 in ihrer Beschaffenheit leicht voneinander abweichender Biostoffe handelte.

Neurotrope Vitamine wirken äußerst positiv auf das Gemüt. Studien haben gezeigt, daß eine Steigerung der Vitamin-B-Zufuhr depressive Verstimmungen und Altersdepressionen positiv beeinflußt. Aber nicht nur die Energieversorgung des Nervengewebes wird von ihnen gefördert, sondern die Energiebereitstellung des gesamten Körpers ist abhängig von diesen Vitaminen. Nur das Vitamin B_{12} und die Folsäure machen hier eine Ausnahme.

Wir wirken nun die neurotropen Vitamine?

Die meisten der B-Vitamine wirken als »Coenzyme«: Sie arbeiten mit den unzähligen Enzymen Hand in Hand, die alle Stoffwechselfunktionen unserers Körpers antreiben. Dabei ist jedes Enzym auf eine oder wenige Reaktionen spezialisiert. Und ein bestimmtes Vitamin arbeitet wiederum nur mit wenigen ausgewählten Enzymen zusammen.

Die Eigenheiten und Unterschiedlichkeiten innerhalb dieser Gruppe erfahren Sie in den Abschnitten der jeweiligen Vitamine.

Antioxidative Vitamine

In diese Gruppe gehören das Vitamin C, Vitamin E und das Provitamin A, also das Betakarotin. Antioxidative Vitamine arbeiten als zelleigener Schutz vor reaktivem Sauerstoff. Dabei ist nicht der Sauerstoff gemeint, der so unabkömmlich für alle Lebensvorgänge ist, sondern aggressive Sauerstoffverbindungen, die sogenannten freien Radikale. Sie entstehen bei ganz alltäglichen Stoffwechselprozessen in unserem Körper. Beim Rauchen, durch Streß, durch verschiedene Umwelteinflüsse, Infektionen und Sonneneinstrahlung werden sie in besonderem Maße gebildet. Diese freien Radikale greifen nun Strukturen im Körper, wie beispielsweise die Zellhülle, Enzyme oder Eiweißbausteine an und zerstören sie dabei. Verschiedene Substanzen sind in der Lage, diese Strukturen vor der Zerstörung zu schützen, also vor der Oxidation durch den aggressiven Sauerstoff. Deshalb werden sie auch als »antioxidative Substanzen« oder kurz »Antioxidantien« bezeichnet. (Genaueres zum Thema antioxidative Vitamine finden Sie ab Seite 114).

Vitamine mit Wirkung am Zellkern

Die fettlöslichen Vitamine A und D greifen in einigen Reaktionen direkt in den Zellkern ein. Hier liegt unsere gesamte genetische Erbinformation gespeichert. Die beiden Vitamine regeln dort das Wachstum von Körperzellen und steuern die Herstellung von Proteinen, die wiederum die Basis für den Aufbau und den Erhalt des gesamten Körpers sind.

Wie entsteht ein Vitaminmangel?

Ein Vitaminmangel entsteht immer dann, wenn das Vitamin nicht in ausreichender Menge zugeführt wird und die körpereigenen Reserven erschöpft sind. Die Größe des Speichers ist bei den einzelnen Vitaminen sehr unterschiedlich: Für Vitamin A reicht er etwa 1 bis 2 Jahre, bei Vitamin B_{12} sogar 10 bis 12 Jahre. Alle anderen Vitamine werden nur in so geringem Umfang gespeichert, daß es je nach Vitamin schon nach wenigen Tagen bis Wochen zu leichten Mangelzuständen kommen kann. Auf die regelmäßige Zufuhr ist also besonders zu achten. Schwere Mangelzustände sind in den Industrienationen jedoch sehr selten, da sie erst dann entstehen, wenn das Vitamin über einen langen Zeitraum stark vernachlässigt wird. Auch bei einer nicht ganz ausgewogenen Ernährung ist das in der Regel nicht der Fall.

In unseren Breitengraden spielt der sogenannte marginale, d.h. der leichte Mangel eine Rolle. Problematisch ist, daß diese leichten Mangelzustände mit den bisher zur Verfügung stehenden Analysemethoden nicht erkannt werden können und sich daher häufig »verstecken«. Denn im Gegensatz zu den sehr charakteristischen Beschwerden bei einem starken Defizit (z.B. Skorbut bei Vitamin-C-Mangel, Rachitis bei Vitamin-D-Mangel) sind die marginalen Mangelsymptome zunächst unspezifisch, d.h. sie machen keine typischen Krankheitszeichen. Müdigkeit, Erschöpfbarkeit, Reizbarkeit und fehlender Appetit können im Zusammenhang mit vielen anderen Erkrankungen auftreten und werden daher nicht als Zeichen von Vitaminmangelzuständen erkannt. In den Entwicklungsländern hingegen sind die ausgeprägten Formen des Vitaminmangels weit verbreitet und haben schwerwiegende Folgen (z. B. Erblindung, erhöhte Kindersterblichkeit, schwere Infektionserkrankungen etc.).

Ein marginaler Mangel ist immer dann wahrscheinlich, wenn auf der einen Seite die Ernährung einseitig, d. h. unausgewogen ist, und auf der anderen Seite gleichzeitig ein erhöhter Bedarf an einem oder mehreren Vitaminen besteht. Das kann beispielsweise in der Schwangerschaft und der Stillzeit, aber auch bei Einnahme bestimmter Medikamente oder bei Streß der Fall sein. Die Schere zwischen dem Soll und dem Ist klafft hier also weit auseinander.

Bislang kannten die Forscher als Folge des marginalen Vitaminmangels in den Industrienationen lediglich die oben genannten unspezifischen Symptome. Mittlerweile weiß man aber, daß sich eventuell auch eine Reihe unserer Zivilisationserkrankungen im Zuge einer unzureichenden Vitaminversorgung einstellen können. So sehen Wissenschaftler in einer zu geringen Vitamin-E-Zufuhr eine Ursache für die Arteriosklerose, und ein Zuwenig an Betakarotin und den verwandten Karotinoiden könnte mit der Zunahme von Lungenkrebs in den Ländern Nordeuropas in Zusammenhang stehen.

Wie kommen wir an unsere täglichen Vitamine?

Die wichtigste Vitaminquelle ist unsere Nahrung. Problematisch ist, daß die Vitamine in den vielen Lebensmitteln in sehr unterschiedlichem Maße vertreten sind. Manche Vitamine kommen in einigen Nahrungsmittel überhaupt nicht, andere wiederum in hohen Konzentrationen vor. Unter den einzelnen Vitaminen finden Sie Austauschtabellen, die angeben, wieviel von einem bestimmten Nahrungsmittel benötigt wird, um den Tagesbedarf des einen Vitamins zu decken. Sie erfahren also, welches die besten Quellen für das jeweilige Vitamin sind.

Anhaltspunkte für gute Quellen liefert auch die Einteilung in fett- und wasserlösliche Vitamine.

Fettlösliche Vitamine finden sich natürlich in erster Linie im Fett: Vitamin E vorwiegend in pflanzlichem Fett und Öl, Vitamin A ausschließlich in tierischen Nahrungsbestandteilen, insbesondere in der Leber. Vitamin D kommt in pflanzlichen und tierischen fetten Bestandteilen vor; die klassische Vitamin-D-Quelle ist der Lebertran. Und auch hier keine Regel ohne Ausnahme: Vitamin K ist weit verbreitet und kommt außer in fetten Milchprodukten in großen Mengen in (nichtfetten) Gemüsen wie Spinat und verschiedenen Kohlarten vor. Das ebenfalls fettlösliche Provitamin A, das Betakarotin, gibt den tiefgrünen oder orangefarbenen Pflanzenteilen seine Farbe, sie sind also eine geeignete Nahrungsquelle.

Die wasserlöslichen Vitamine finden sich vorwiegend in Gemüse, Obst und Getreideprodukten, aber auch teilweise in tierischen Nahrungsmitteln. Die wasserlöslichen Vitamine sind im Pflanzenreich weit verbreitet und kommen in sehr unterschiedlichen Konzentrationen vor. Unter den einzelnen Vitaminen erfahren Sie, welches geeignete Nahrungsquellen sind.

Der Mensch hat aber auch Möglichkeiten, den natürlichen Vitamingehalt in Nahrungsmitteln zu verändern. Je nach Menge der Vitamine im Tierfutter kann die Konzentration der einzelnen Verbindungen z. B. im Fleisch und Eiern stark variieren.

Kann der menschliche Körper Vitamine selbst bilden?

Im Gegensatz zu fast allen Tieren kann der Mensch kein Vitamin C bilden, denn diese Fähigkeit ist ihm in seiner langen Entwicklungsgeschichte abhanden gekommen. Hingegen ist er in der Lage, Vitamin K, Vitamin B_{12} und Biotin in der Darmschleimhaut selbst zu produzieren (sogenannte intestinale Vitaminsynthese). Inwieweit diese durch emsige Darmbakterien hergestellten »Eigenfabrikate« allerdings aus dem Darm tatsächlich in das Blut aufgenommen werden, stand lange Zeit immer wieder in der wissenschaftlichen Diskussion. Und dies ist ja die Voraussetzung, daß unser Körper sie nutzen kann. Heute geht man davon aus, daß keines der im Darm gebildeten Vitamine nennenswert zur Deckung des Vitaminbedarfs beiträgt. Der Grund dafür ist, daß in den Darmabschnitten, in denen die Vitaminsynthese stattfindet, keine Resorption, also keine Aufnahme ins Blut mehr möglich ist. Produktionsort und Eintrittspforte passen also nicht zusammen.

Sind Vitamintabletten empfehlenswert?

Es gibt Situationen, in denen Vitamine in einer Menge zugeführt werden sollten, die durch die Nahrung nicht erreichbar ist. Dies kann einerseits daran liegen, daß die Nahrung keine ausreichenden Mengen an Vitaminen liefert, andererseits aber auch darin, daß ein erhöhter Bedarf besteht, also mehr aufgenommen werden muß. Diese Personengruppen sind unter dem Punkt »Wer hat ein erhöhtes Risiko für einen Mangel?« bei den einzelnen Vitaminen angesprochen und können hier nachgeschlagen werden.

Grundsätzlich kann man davon ausgehen, daß Menschen mit einem sehr einseitigen Nahrungsangebot und auch alte Menschen mit einer verringerten Nahrungszufuhr Supplemente, also Vitaminpräparate, nehmen können und sollen. Hier genügt meistens schon die 1- bis 2fache Dosis der täglichen Empfehlung, um den Bedarf ausreichend zu decken. Die immer wieder geführte Diskussion, ob synthetisch hergestellte Vitamine gleiche Wirkungen haben wie in der Nahrung vorkommende, läßt sich heute mit einem »Ja« beantworten. Die synthetischen Vitamine sind in ihrem Aufbau und ihrer Wirkung identisch zu den natürlichen Vertretern.

Man sollte jedoch nicht außer acht lassen, daß Nahrungsmittel nicht nur Vitaminlieferanten sind, sondern eine Vielzahl anderer lebensnotwendiger oder gesundheitsfördernder Stoffe beinhalten. Und die sind in keinem Vitaminpräparat enthalten. Hat man also die Wahl zwischen frischem Obst und einem Röhrchen Tabletten, sollte sie immer zugunsten der Nahrungsmittel ausfallen. Die Präparate sollen allenfalls als Ergänzung einer ausgewogenen Kost dienen.

Sind vitaminangereicherte Lebensmittel zu empfehlen?

Angereicherte Obst- und Gemüsesäfte oder Frühstücksflocken haben durchaus ihren Sinn, ganz besonders dann, wenn man sich nicht ausgewogen ernährt. Sie können jedoch ebensowenig wie Supplemente eine gesunde Kost ersetzen, da sie neben den Vitaminen auch andere Substanzen anliefert, die es weder in Tablettenform noch in angereicherten Lebensmitteln gibt. Diese sogenannten bioaktiven Substanzen werden erst seit kurzer Zeit erforscht, und es zeigt sich, daß in Einzelfällen ihre Bedeutung sogar an die der Vitamine herankommt.

Angereicherte Lebensmittel sind ganz besonders für Risikogruppen zu empfehlen, wie z. B. für alte Menschen.

Was bedeutet Bioverfügbarkeit?

Nicht die gesamte Menge an Vitaminen, die in der Nahrung enthalten ist, gelangt schließlich auch in den menschlichen Körper, denn erst muß die Hürde der Darmschleimhaut genommen werden. Den Vorgang der Aufnahme, d.h. das Einschleusen fein zerkleinerter Nahrungsteilchen in die Blutgefäße der Darmschleimhaut, nennt man Resorption.

Manche der Vitamine liegen im Nahrungsmittel in einer Form vor, die der Körper nicht oder nur mit großer Mühe in sein Inneres aufnehmen, d.h. resorbieren, kann. Oder es sind andere Inhaltsstoffe in dem Nahrungsmittel enthalten, die die Aufnahme des Vitamins blockieren. Der Begriff Bioverfügbarkeit beschreibt den Umstand, wieviel (in %) von dem über die Nahrung zugeführten Vitamin schließlich ins Blut aufgenommen wird.

Die Bioverfügbarkeit von Betakarotin, also dem Provitamin A, ist aus rohen Karotten sehr gering, da es hier in einer Form vorliegt, die der Körper nicht resorbieren kann. Zerkleinert man allerdings die Karotten im Mixer zu einem Brei oder Saft und gibt einige Tropfen Öl hinzu, dann liegt die Bioverfügbarkeit schon bei 50%, d.h. 50% des enthaltenen Betakarotins werden resorbiert. Vitamin B_6 kann an einen Zucker gebunden sein, der im Darm nicht gespalten werden kann, so daß das Vitamin nur schlecht aufgenommen wird. Die Bioverfügbarkeit der fettlöslichen Vitamine kann durch einen Mangel an Fett, das zum »Aufschließen« des Vitamins benötigt wird, beeinträchtigt werden. Gleichzeitig wirkt ein sehr hoher Anteil an Ballaststoffen hemmend, da sie die Vitamine zum Teil binden und sie so der Resorption entziehen.

Bei den fettlöslichen Vitaminen hat eine schlechte Bioverfügbarkeit unter Umständen sogar einen Vorteil: Der nicht resorbierte Anteil wandert in die unteren Darmabschnitte, also den Dickdarm, in denen sie normalerweise wegen der weit höheren Resorption nur in geringer Konzentration zu finden sind. Und hier ist z.B. Betakarotin in der Lage, ein Enzymsystem zu hemmen, das bei der Krebsentstehung eine Rolle spielt.

Was ist bei Nährwerttabellen zu beachten?

Um die Deckung des Vitaminbedarfs aus der Nahrung beurteilen zu können, müssen Nährwerttabellen herangezogen werden. Das Problem liegt jedoch darin, daß viele eine Reihe von Fehlern enthalten, die zu einer Fehlkalkulation der Vitaminzufuhr führen können. Beispielsweise sind die

Angaben zu Betakarotin um ein Vielfaches zu hoch, da viele Analysen aus Zeiten stammen, in denen eine sichere Trennung des Betakarotins von anderen Karotinoiden nicht möglich war. Somit erklären sich die deutlich überhöhten Werte in einigen Tabellen.

Ebenso werden bei der Verwendung von Nährwerttabellen die Vitaminverluste durch Speicherung, Aufbereitung bzw. individuelle Zubereitung nicht berücksichtigt. In der Praxis ist es daher sinnvoll, die angegebenen Werte um etwa 10–25% zu reduzieren, um diesem Fehler Rechnung zu tragen.

Hinzu kommt noch, daß die Vitaminkonzentration einzelner Nahrungsmittel stark schwanken kann. So hängt der Vitamingehalt von Fleisch und Eiern, wie bereits erwähnt, sehr stark von den Fütterungsbedingungen, der Saison und vom Alter des Tieres ab. Pflanzliche Nahrungsmittel gleicher Spezies können, in Abhängigkeit von den Kultivierungs- und saisonalen Bedingungen, sehr unterschiedliche Mengen an Vitaminen enthalten. So kann der Vitamin-E-Gehalt von Weizen um den Faktor 3 pro kg variieren. Gleiches gilt für Betakarotin und andere Karotinoide: In rotem Pfeffer wurden Gehalte gemessen, die sich sogar um den Faktor 100 unterschieden.

Auch die Erntebedingungen und Lagerungszustände haben einen Einfluß. So sinkt die Vitamin-E-Konzentration um mehr als die Hälfte ab, wenn das Korn mit Pilzen infiziert ist. In Hülsenfrüchten kann der Vitamin E- und Betakarotin-Gehalt nahezu vollständig durch bestimmte Enzyme abgebaut werden, wenn diese nicht, z. B. durch Trocknung, inaktiviert wurden.

Es ist also äußerst schwierig, den genauen Vitamingehalt bestimmter Nahrungsmittel festzulegen. Die tatsächlichen Werte können ebensogut höher oder niedriger sein. Für die Praxis hat das zur Konsequenz, daß man sich bei der Beurteilung der eigenen Vitaminzufuhr mit Hilfe von Nährwerttabellen besser am unteren als am oberen Wert (sofern angegeben) orientieren soll. Ist nur ein Wert genannt, dann sollten von diesem etwa 15–20% abgezogen werden. So berücksichtigen Sie zumindest die durchschnittlichen Verluste bei Lagerung und Zubereitung.

Was schadet den Vitaminen?

Die Lagerung von Nahrungsmitteln kann je nach Dauer und Bedingungen zu nicht unerheblichen Verlusten an Vitaminen führen. Besonders gut ist das bei der Kartoffel untersucht: Sie kann bei einer Lagerungsdauer von 12 Monaten nahezu 80% ihres Vitamin-C-Gehaltes verlieren.

Die ärgsten Feinde der Vitamine sind Licht, Luft und Hitze. Natürlich sind nicht alle gleich empfindlich, es gibt einige ausgemachte Mimosen, wie beispielsweise die Folsäure und Vitamin B_2, während Niacin recht resistent gegen derartige Einflüsse ist. Generell gilt also, Obst und Gemüse bei der Lagerung zu schützen.

Auch das Zubereiten kann grundsätzlich zur Zerstörung von Vitaminen führen. Je nach verwendeter Kochmethode können diese Verluste jedoch höher oder niedriger sein; sie können für wärmeempfindliche Vitamine bis zu 50% betragen. Je länger ein Nährstoff gekocht wird und je stärker er dem Luftsauerstoff ausgesetzt ist, desto höher ist für gewöhnlich auch der Vitaminverlust. Kocht man Gemüse z.B. sehr rasch, in einem Dampftopf oder in einem Mikrowellenherd, so können die Verluste geringer gehalten werden. Das Waschen von Gemüse mit Wasser kann bereits vor dem Kochen zu einer Reduzierung der wasserlöslichen Vitamine führen, insbesondere dann, wenn das Gemüse längere Zeit gewässert wird. In der Schale von Gemüsen oder Früchten ist eine Reihe von Vitaminen enthalten, die durch das Schälen verlorengehen.

Auch bei der industriellen Bearbeitung von Nahrungsmitteln können erhebliche Verluste auftreten, noch bevor die Ware überhaupt den Verbraucher erreicht hat. Ein gutes Beispiel hierfür sind die Vitamine im Getreide. Vergleicht man den Gehalt wasserlöslicher Vitamine im Vollkorn und im gering ausgemahlenen Weizenmehl (Type 405), so wird deutlich, daß es hier durch den Mahlprozeß zu einer starken Reduzierung des Vitamingehaltes gekommen ist. Die Vitamine liegen nämlich hauptsächlich in den Randschichten des Getreidekorns, die bei weißen Auszugsmehlen nicht verwendet werden.

Wie entstehen die Zufuhrempfehlungen?

In der Bundesrepublik werden die Empfehlungen für die Zufuhr aller Nährstoffe, also von Fett, Kohlenhydraten, Eiweiß, Mineralstoffen und Vitaminen von der Deutschen Gesellschaft für Ernährung, kurz DGE, ausgesprochen.

Zur Festsetzung beispielsweise der empfohlenen Zufuhr an Vitaminen ist man so vorgegangen: Wissenschaftler haben die Vitaminmenge berechnet, die mit einer durchschnittlichen Kost, wie sie in Deutschland praktiziert wird, aufgenommen wird. Aus diesen Daten wurde dann abgeleitet, wieviel die Bevölkerung durchschnittlich braucht, um gesund zu bleiben.

Diesen rechnerischen Wert bezeichnet man als *Bedarf*. Dieser wird mit einem großzügigen Sicherheitszuschlag versehen, und man erhält die *empfohlene Zufuhr*. Da es sich hier also um Mittelwerte großer Bevölkerungsgruppen handelt, muß das nicht unbedingt genau die Menge sein, die ein einzelner auch tatsächlich benötigt. Jeder Mensch hat eine ihm eigene Stoffwechselleistung, ein individuelles Hormonsystem, eine unterschiedliche Veranlagung und Besonderheiten im Verdauungsapparat; die Umgebung, der Lebensstil und die soziale Situation und vieles andere mehr weichen voneinander ab. So sind die Zufuhrempfehlungen vielmehr nur Bereichsangaben, nach denen der einzelne nach dem derzeitigen Wissensstand eine ausreichende Vitaminversorgung haben soll.

Einige Nährstoffe, z. B. die Vitamine Biotin und Pantothensäure, sind noch nicht ausreichend erforscht, so daß die DGE hier nur *Schätzwerte für die angemessene Zufuhr* angibt.

Bei anderen Stoffen, z. B. bei Betakarotin, werden lediglich *Richtwerte für eine angemessene Zufuhr* ausgesprochen, da sich die Wissenschaftler auch hier über den genauen Bedarf noch nicht einig sind.

Es gibt eine Reihe von Bedingungen, unter denen eine über die Empfehlung hinausgehende Menge benötigt wird; man spricht vom *erhöhten Bedarf*. Das kann in der Schwangerschaft, der Stillzeit, bei Einnahme bestimmter Medikamente, unter starken körperlichen oder psychischen Belastungen etc. der Fall sein. Der Vitaminbedarf in diesen besonderen Situationen ist also nicht in den Zufuhrempfehlungen enthalten.

In den Abschnitten der einzelnen Vitamine wird auf die Personengruppen mit erhöhtem Bedarf eingegangen.

Die Vitamine im einzelnen

Vitamin A: Freund des Augenlichts

Die Visitenkarte

Das fettlösliche Vitamin A, in der Fachsprache auch Retinol genannt, ist ausschließlich in tierischer Nahrung enthalten. Es wird in der Darmschleimhaut, aber auch aus seiner Vorstufe, dem Provitamin Betakarotin, gebildet. Betakarotin hat eine große Anzahl ähnlich aufgebauter Verwandte, die Karotinoide. Sie kommen ausschließlich in Pflanzen vor. Ihren Namen haben sie von der Karotte, in der vor allem Betakarotin in hoher Konzentration zu finden ist.

Betakarotin wird im Darm zu einem geringen Anteil (etwa 15%) in Vitamin A umgewandelt. Der größte Teil des aufgenommenen Betakarotins geht ungehindert ins Blut und entfaltet dort vom Vitamin A unabhängige Wirkungen. (Alles Wissenswerte über die Karotinoide lesen Sie ab Seite 30.) Um die Karotinoide und das Vitamin A im Darm für den Körper zugänglich zu machen, brauchen sie dort – wie alle fettlöslichen Vitamine – etwas Fett.

Nach der Aufnahme in den Körper wird das Vitamin A in die Leber transportiert und dort gespeichert. Von hier wird das Vitamin dann ins Blut abgegeben und so zu den Organen transportiert, die Vitamin A brauchen.

Welche Wirkungen hat Vitamin A?

Vitamin A übt wichtige Funktionen im Körper aus: Es regelt die normale Zellteilung und das Wachstum von Geweben, es hält die Schleimhäute im Atmungs-, Verdauungs- und Harnwegssystem intakt. Das Vitamin garantiert ferner eine normale Entwicklung des Embryos, wie es auch für Sexualität und Fortpflanzung wichtig ist: für die Bildung der männlichen Samenzellen, denen Vitamin A im weiblichen Körper als Wegweiser durch den Eileiter bis hin zum befruchtungsfähigen Ei dient.

Als charakteristisches Merkmal ist seine Funktion für gutes Sehen bekannt. Die Stäbchenzellen auf der Netzhaut des Auges ermöglichen es uns, zwischen hell und dunkel zu unterscheiden. Diese Zellen enthalten ein lichtempfindliches Pigment, »Sehpurpur« oder fachsprachlich Rhodopsin genannt, das sich aus einer Eiweißsubstanz und Vitamin A zusammensetzt.

Wenn eine Stäbchenzelle dem Licht ausgesetzt ist, zerfällt der Sehpurpur, wodurch ein elektrischer Impuls an das Gehirn weitergeleitet wird. Diese Impulse werden dann zu einem Bild umgesetzt, das wir »sehen«. Gleichzeitig wird in den Stäbchenzellen wieder neues Sehpurpur gebildet.

Wie äußert sich ein Mangel?

Ein Mangel an Vitamin A führt zum Austrocknen der Schleimhäute. Dadurch wird die Widerstandsfähigkeit gegen Krankheitserreger vermindert. Folge ist ein erhöhtes Infektionsrisiko, insbesondere der Atemwege. Aber auch die Schleimhäute der Geschlechtsorgane werden trocken, im Magen-Darm-Trakt kann es zu Störungen kommen. Die Haut fängt an, sich zu verändern und reagiert mit Schuppung, Faltenbildung und Trockenheit; Haare und Fingernägel werden in Mitleidenschaft gezogen.

Durch die Funktion des Vitamin A beim Sehvorgang kommt es natürlich auch hier zu mangelbedingten Ausfällen: Die Sehfähigkeit wird bei schwachen Lichtverhältnissen (Dämmerungssehen) zunehmend schlechter; es kommt zur Nachtblindheit. Charakteristisch ist die längere Zeitspanne, die das Auge beim Erkennen von Umrissen bei einem Wechsel von einem hellen in einen dunklen Raum braucht.

Wie sieht die Situation in den Entwicklungsländern aus?

Spielt der Vitamin-A-Mangel in den Industriestaaten eher eine untergeordnete Rolle, so ist die Situation in den Entwicklungsländern eine ganz andere: Hier zählt der Vitamin-A-Mangel zu den häufigsten Mangelerkrankungen überhaupt. Die Folgen sind dramatisch: Durch die chronische Unterversorgung kommt es zum Zerfall des vorderen Augenabschnitts und schließlich zur Erblindung. In der Dritten Welt verlieren jährlich etwa 5 Millionen Kinder infolge eines Vitamin-A-Mangels ihr Augenlicht. Zwar kann im Frühstadium noch durch eine Vitamin-A-Behandlung heilend eingegriffen werden, aber in den meisten Fällen kommt jede Hilfe, sofern sie überhaupt angeboten wird, zu spät.

Auch die Austrocknung der Schleimhäute hat in den Entwicklungsländern fatale Folgen: Vitamin-A-Mangel-bedingte Infektionskrankheiten sind mit für die hohe Kindersterblichkeit verantwortlich. Verschiedene Studien haben gezeigt, daß durch die Gabe von Vitamin A die Kindersterblichkeit in einzelnen Regionen um mehr als 50% gesenkt werden konnte!

Wie entsteht ein Mangel?

Durch Fehl- und Mangelernährung kann eine Unterversorgung mit dem Vitamin hervorgerufen werden. Wie bereits erwähnt, sind insbesondere die Länder der Dritten Welt betroffen. Ursache ist hier einerseits das Fehlen der wichtigsten Vitamin-A-Quellen (Leber), andererseits aber auch eine ungenügende Eiweißzufuhr. Dies hat zur Folge, daß das Eiweiß, welches das Vitamin aus seinem Leberspeicher zu den Zielorganen transportiert, nicht in ausreichender Menge vorhanden ist. Da das »Transportvehikel« fehlt, bleibt Vitamin A in der Leber liegen. Obwohl in diesen Ländern hauptsächlich pflanzliche Nahrung verzehrt wird, reicht das darin enthaltene Provitamin, das Betakarotin, offensichtlich nicht aus, den Vitamin-A-Bedarf zu decken.

Da Vitamin A nur in tierischen Produkten enthalten ist, können Veganer, also strenge Vegetarier, die neben Fleisch auch andere Nahrungsmittel tierischen Ursprungs wie Butter, Käse und Milch meiden, ihren Bedarf an Vitamin A nicht genügend decken. Das über Betakarotin vom Körper selbst gebildete Vitamin A reicht nicht aus, um die großen Speicher in der Leber und anderen Geweben gefüllt zu halten oder aufgebrauchte Reserven zu erneuern.

Ein gut gefüllter Vitamin-A-Speicher reicht in der Regel bei Kindern etwa 6 Monate, bei Erwachsenen bis zu 2 Jahren. Erste Mangelerscheinungen bei Vitamin-A-armer Ernährung machen sich bei Erwachsenen je nach Größe des Speichers nach etwa 6 bis 12 Monaten bemerkbar. Veganer können also rasch in eine Mangelsituation geraten. Bei Kleinkindern kann dies bereits nach 3 Monaten eintreten. Kommen jedoch Infekte oder Kinderkrankheiten (besonders Masern) hinzu, so werden die Speicher rascher geleert, da diese Krankheiten Vitamin A verbrauchen.

Wer hat ein erhöhtes Risiko für einen Mangel?

Obwohl in den Industriestaaten ein schwerer Mangel nicht vorkommt, ist ein leichter Mangel durchaus denkbar, der schon zu einem erhöhten Infektionsrisiko führen kann. Folgende Personengruppen sollten besonders auf eine gute Vitamin-A-Versorgung Wert legen.

Einen erhöhten Bedarf haben *Schwangere* im letzten Drittel und *Stillende. Alte Menschen* neigen wegen der oft mühsamen und beschwerlichen Selbstversorgung und durch den nachlassenden Geschmack zu einer Mangelernährung. *Bei jüngeren Menschen* kann eine Fehlernährung durch

Dauerstreß oder durch Bequemlichkeit hervorgerufen werden, denn das zwischen zwei Brötchenhälften gelegte Stück Leber beim nächsten Fast-Food-Laden gibt es nicht. *Bei jungen Frauen* wiederum wird ein Vitamin-A-Defizit durch häufige und extreme Diäten hervorgerufen. *Veganer*, also Vegetarier, die auf jegliche tierische Nahrungsmittel verzichten, und deren besonders kritische Vitamin-A-Versorgungslage wurde bereits erwähnt. *Fieberhafte Infektionskrankheiten* können nicht nur ihre Ursache in einem Vitamin-A-Mangel haben, sondern sie führen auch wiederum dazu, daß der Bedarf an diesem Vitamin steigt. Dies betrifft in erster Linie Kinder, da sie noch keinen ausreichenden eigenen Leberspeicher angelegt haben. Ein typisches Beispiel sind *Masernerkrankungen*, bei denen ein besonders hoher Verbrauch vorliegt. Untersuchungen an verschiedenen Kinderkliniken haben ergeben, daß Masern bei leichtem Vitamin-A-Mangel oft besonders schwer verlaufen. Aus diesem Grund empfehlen manche Kinderärzte, bei Masern vorübergehend die 2- bis 3fache Menge an Vitamin A aufzunehmen. *Darminfektionen* und *chronische Verstopfung* führen zu einer schlechteren Aufnahme des Vitamins. Auch *chronische Störungen der Fettverdauung, Morbus Crohn* (eine chronisch entzündliche Darmerkrankung), *insulinpflichtiger Diabetes* und *Erkrankungen der Bauchspeicheldrüse* (Störungen der Fettverdauung) führen zu einem erhöhten Risiko eines Vitamin-A-Mangels.

Was passiert, wenn ich zuviel aufnehme?

Überschüssig zugeführte fettlösliche Vitamine lassen sich nicht – wie manche wasserlöslichen – durch den Urin ausscheiden, sondern werden sorgfältig im Körper gespeichert (Vitamin A in der Leber, Vitamin E im Fettgewebe). Natürlich hat die Natur unser Stoffwechselsystem so eingerichtet, daß nicht unkontrollierte Mengen eines fettlöslichen Vitamins aus seinen Speichern in den Organismus »geschüttet« werden. Verzehren wir jedoch unkontrolliert hohe Mengen an Vitamin A (als Kapsel oder große Mengen Leber), können unangenehme »Nebenwirkungen« auftreten.

Die Geschichte der Polarforscher

Diese traurige Erfahrung mußten zwei emsige Polarforscher machen. Nachdem sie am Nordpol ihr bescheidenes Lager errichtet hatten, stellte sich ihnen die Frage nach geeigneter Nahrung – sättigend und vitaminreich sollte sie sein. Da jedoch am Nordpol bekanntlich kein Obst oder Gemüse zu ernten ist und auch sonst die Auswahl gering war, beschworen die Forscher das ihnen erinnerliche Wissen aus Schul- und Abenteuerromanzeit hervor: Wie lebten doch die Eskimos? Einer meinte gehört zu haben, daß diese Schuhsohlen verzehrten. Das schien dann aber doch nicht so trefflich zu munden. Eine ordentliche Portion Eisbärenleber hingegen sollte doch wenigstens gerade hier, am dunkelsten Flecken der Erde, ein wenig Durchblick ermöglichen. Gesagt – getan. Der Genuß der Innerei bescherte ihnen jedoch nur ein kurzes Glück ... Selbst 10 g Eisbärenleber können mit dem darin enthaltenen Vitamin A Vergiftungserscheinungen des Körpers wie Schwindelgefühl, Kopfschmerzen und Erbrechen hervorrufen. Die Eskimos wissen das, und sie genehmigen sich allerhöchstens einmal einen guten Eisbärenschinken. Die Polarforscher jedoch, die hundertfache Mengen der bereits zu Störungen führenden Dosis an Vitamin A zu sich genommen hatten, hatten lange Zeit mit den Folgen der unbeabsichtigten Vergiftung zu tun.

Fazit: Eine Überdosierung von Vitamin A ist nicht minder gefährlich als eine ständige Unterversorgung.

Vorsicht in der Schwangerschaft

Im Tierversuch können große Mengen an Vitamin A zu Schädigungen des Embryos führen. Werdende Mütter sollten deshalb vorsichtshalber in den ersten 6 Monaten nur sehr kleine Mengen (bis maximal 100 g) Schweine- oder Rinderleber essen und das nur höchstens einmal pro Woche. Eine solche Portion enthält etwa 10–50 mg und mehr Vitamin A. Ab dem 6. Monat kann dann wieder ohne »Vitamin-A-Risiko« unbeschränkt Leber auf dem Speiseplan stehen. Öfter als einmal pro Woche sollte das wegen der Schwermetallbelastung aber dennoch nicht der Fall sein.

Wie äußert sich eine Überdosierung?

Leichte Folgen einer Überdosierung (einmalige Aufnahme von mehr als 450 mg = 150faches der Empfehlung) reichen von Übelkeit, Schwindelgefühl und Kopfschmerzen bis zu Haarausfall, schuppender und juckender Haut. Schwere Folgen (d. h. bei monatelanger Einnahme von mindestens 120 mg und mehr = 40faches der Empfehlung) sind Milz- und Lymphdrüsenschwellung, Lebervergrößerung, Skelettveränderungen und Wachstumsstörungen bei Kindern.

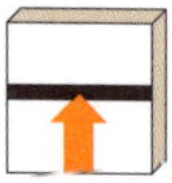

Wieviel brauche ich täglich?

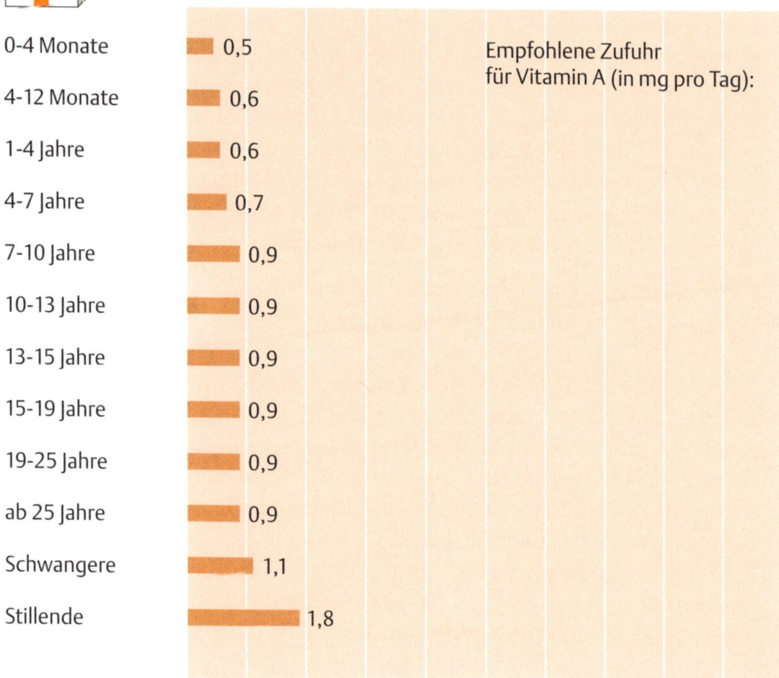

Was sind gute Quellen für Vitamin A?

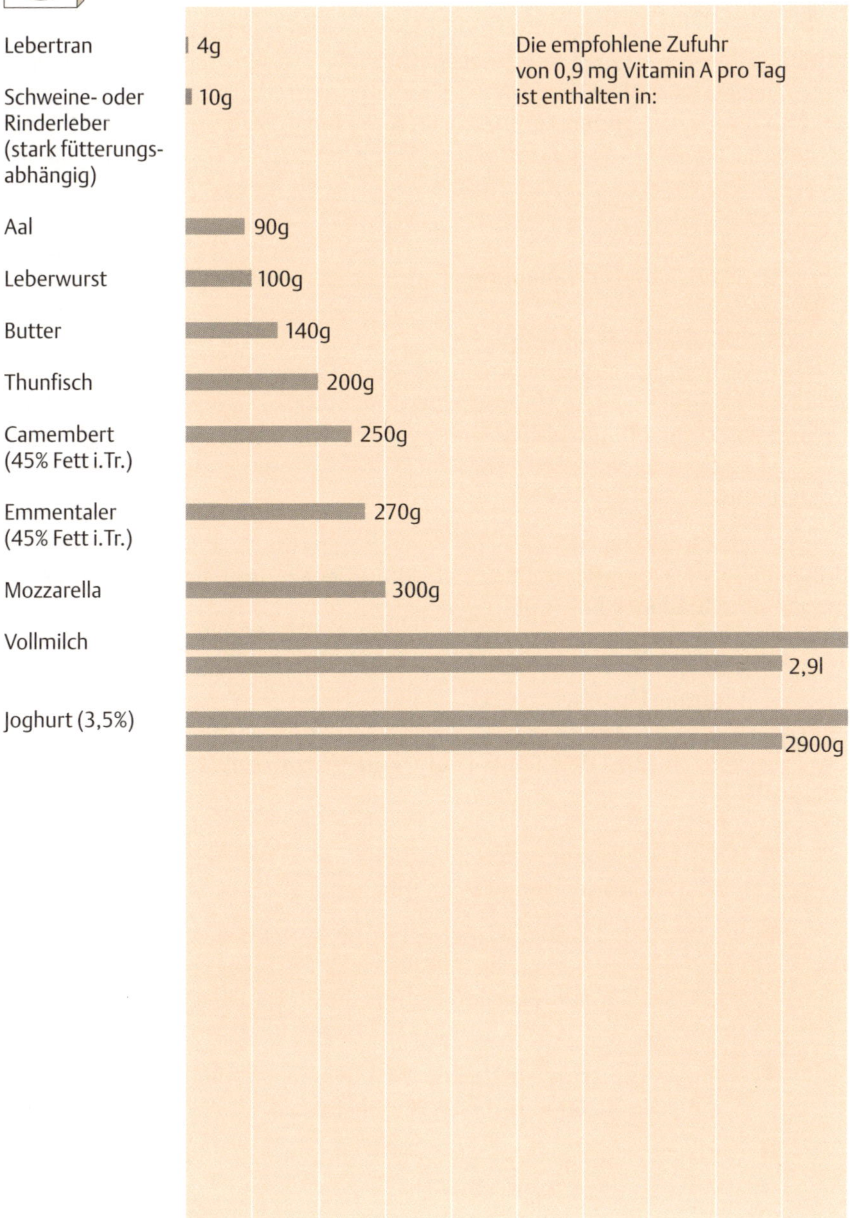

Was schadet dem Vitamin?

Der Gehalt von Vitamin A in Lebensmitteln wird um ein Drittel gemindert, wenn sie lange und ungeschützt gegen Licht und Luft herumstehen. Dies gilt vor allem für Provitamin A (Betakarotin) enthaltendes Gemüse. Besonders in grünen Gemüsen (z. B. Spinat) reagiert das Provitamin schnell zu seinem Schaden mit Sauerstoff. Gemüse sollte also während der Zubereitung nicht allzu lange Licht oder Sauerstoff ausgesetzt werden.

Bei welchen Erkrankungen kann Vitamin A helfen?

Mögliche Wirkungen hat Vitamin A bei der Behandlung von Nachtblindheit, bei Störungen von Knochen- und Zahnentwicklung, Akne und anderen spezifischen Hauterkrankungen. Es kann den Verlauf von Masernerkrankungen mildern. Vitamin A stärkt die Widerstandsfähigkeit gegenüber Atemwegsinfekten und sorgt für gesunde Haut, Haare und Schleimhäute.

Spekulativ ist der Schutz vor Krebs und vor der Wirkung von Smog ebenso wie die Behandlung von Altersflecken und die Verkürzung der Dauer verschiedener Erkrankungen.

Vitamin-Tips

Was Sie bei der Einnahme von Vitamin-A-Tabletten beachten sollten:

- Haben Sie Probleme mit dem Sehen bei Dunkelheit? Sie sollten Ihren Arzt darauf aufmerksam machen.
- Bei folgenden Erkrankungen sollten Sie vor der Einnahme von Vitamin-A-Tabletten Ihren Arzt fragen: Diabetes, Nierenleiden, Leberleiden, Schilddrüsenüberfunktion, Bauchspeicheldrüsenentzündung.
- Nehmen Sie grundsätzlich keine Megadosen (mehr als 5faches der Empfehlung), ohne Ihren Arzt zu befragen.
- Kinder reagieren sensibler auf Vitamin-A-Tabletten – nie ohne ärztlichen Rat verabreichen!

- Aknebehandlungen, z.B. Schälkuren mit Vitamin-A-Säure, nur vom Hautarzt verschreiben lassen. Besondere Vorsicht bei Kinderwunsch oder bestehender Schwangerschaft!
- Beachten Sie, daß Medikamente zur Ankurbelung der Magensäureproduktion die Wirkung von Vitamin A herabsetzen.
- Heben Sie Ihre Vitamin-A-Tabletten an einem trockenen, lichtarmen Platz auf. Nicht im Badezimmer lagern, Hitze und Feuchtigkeit beeinträchtigen die Wirkung, aber auch nicht in den Kühlschrank stellen. Kälte schadet ebenfalls dem Vitamin in der Tablettenform.
- Vitamin-A-Tabletten sorgfältig vor Kindern verschließen.

Praktische Tips für die Küche

- Garen Sie Gemüse nur kurz, oder bereiten Sie es im Dampfkochtopf zu.
- Halten Sie Speisen nicht warm; erneutes Aufwärmen ist vitaminschonender.
- Geben Sie ein wenig Fett an Gemüse. Es ist zur Resorption des Provitamin A nötig. Butter, Sahne oder Käse haben den gleichen Effekt.
- Verzehren Sie ab und an fettreichen Fisch (z.B. Hering und Makrele).
- Ein kleines Stück Leber (etwa 150 g), alle paar Wochen genossen, liefert viel Vitamin A und hilft den Speicher aufzufüllen.

Betakarotin und Karotinoide: Mehr als nur Vitamin-A-Vorstufen

Die Visitenkarte

Die Gruppe der Karotinoide, also die mit dem Karotin verwandten Verbindungen, ist groß und umfaßt etwa 500 verschiedene Substanzen. Sie kommen ausschließlich im Pflanzenreich vor. Der bekannteste und auch der wirksamste Vertreter ist das Betakarotin, das auch als Provitamin A bezeichnet wird, da aus einem Molekül durch Spaltung zwei Moleküle Vitamin A gebildet werden können. Bei den meisten anderen Karotinoiden ist das nicht möglich. Obwohl unser Körper nur etwa 15% des Betakarotins in Vitamin A umwandelt, ist es dennoch eine wichtige Vitamin-A-Quelle.

Bis vor wenigen Jahren ging man davon aus, daß Betakarotin selbst keine Funktionen habe und lediglich in Form von Vitamin A seine Wirkungen entfalte. So hat sich die Forschung um dieses Provitamin kaum gekümmert. Lediglich die Lebensmittelhersteller haben Betakarotin und die mit ihm verwandten Karotinoide als Farbstoffe verwendet. So werden verschiedene Vertreter z.B. zum Färben des Eidotters dem Hühnerfutter beigesetzt, oder es werden Lachse damit gefärbt. Auch viele andere Lebensmittel werden mit Betakarotin und den Karotinoiden behandelt, um ihnen eine gesunde und frisch aussehende Farbe zu geben. Karotinoide sind jedoch nicht nur in gelbem, orangem und rotem, sondern auch in dunkelgrün gefärbtem Gemüse enthalten.

Welche Wirkungen haben die Karotinoide?

Welche Funktion haben sie in Pflanzen?

Während bei Blüten die Ursache für die Farbbildung unter anderem darin liegt, Bienen oder andere bei der Fortpflanzung behilfliche Insekten oder Vögel anzulocken, kann dies bei den von uns verzehrten Gemüse- und Obstsorten wohl kaum eine Erklärung sein. Die Karotte steckt tief in der Erde, und die leuchtend roten Radieschen locken wohl auch kaum einen Maulwurf oder einen Wurm durch ihre Farbe an. Wozu also die intensive Farbbildung bei den verschiedenen Pflanzen, von denen keine aus Betakarotin Vitamin A machen kann?

Forschungen aus jüngerer Zeit haben gezeigt, daß diese Farbstoffe, seien sie nun gelb, rot, orange oder grün, die Pflanze vor schädlichen Einwirkungen durch Sonnenlicht und einer Reihe von Schadstoffen in der natürlichen Umgebung schützen. Für Betakarotin sowie den grünen Pflanzenfarbstoff Chlorophyll ist dieser Vorgang am besten erforscht. Die Farbstoffe verhindern, daß durch UV-Licht oder verschiedene Stoffwechselvorgänge, die in der Pflanze ablaufen, Oxidationen in Gang gesetzt werden, die empfindliche Teile der Pflanze schädigen.

Da sie also die Pflanze vor aggressiven Sauerstoffverbindungen schützen, die zu unerwünschten Oxidationen führen, gehören sie neben dem Vitamin E und Vitamin C zu den antioxidativen Substanzen (siehe auch Kapitel »Die antioxidativen Vitamine«). Bei diesen Vorgängen entstehen energiereiche und aggressive Sauerstoffverbindungen, die sog. freien Radikale. Die Karotinoide sind nun in der Lage, diese Verbindungen teilweise abzufangen, indem sie deren »aggressive« Energie aufnehmen und sie in Form von Wärme einfach wieder freisetzen. Sie können sie auch in einem chemischen Prozeß unschädlich machen.

Wie wirken die Karotinoide im Körper?

Nicht nur in Pflanzen, sondern auch im menschlichen Körper entfalten Karotinoide diese Schutzwirkungen. Besonders aktiv sind sie in der Haut, wo sie die durch das Sonnenlicht ständig gebildeten freien Radikale abfangen und damit einen Schaden verhindern. Auch in vielen anderen Geweben und Organen wie z. B. in der Lunge, wo durch das Einatmen von Sauerstoff aggressive Verbindungen entstehen, entfalten sie ihren schützenden Effekt (siehe auch »Bei welchen Erkrankungen kann Betakarotin helfen?«). Der Mensch hat also im Zuge der Evolution einen Schutzmechanismus der Pflanze übernommen.

Wie äußert sich ein Mangel?

Charakteristische Mangelerscheinungen, wie wir sie bei fast allen anderen Vitaminen kennen, sind für die Karotinoide nicht bekannt. Da man lange Zeit annahm, daß die einzige Funktion des Betakarotins in seinem Dasein als Vitamin-A-Vorstufe liegt, ging man ausschließlich von den Vitamin-A-Mangelerscheinungen aus (s. S. 22). Allerdings lassen neue Forschungsergebnisse einen Zusammenhang zwischen einer starken Überempfindlichkeit der Haut gegen Sonnenlicht und einer schlechten Versorgungslage mit Betakarotin vermuten. Genaueres hierzu weiß man allerdings noch nicht, doch die neu entdeckten Wirkungsweisen, die sich deutlich von denen des Vitamin A unterscheiden, erlauben vielleicht in Zukunft auch die Beschreibung einer Betakarotin-Mangelkrankheit.

Wer hat ein erhöhtes Risiko für einen Mangel?

Ähnliches wie für die Mangelerscheinungen gilt auch für die Risikogruppen: Langfristig untersucht sind nur die Personengruppen, die ein erhöhtes Risiko für einen Vitamin-A-Mangel haben. Sehr hellhäutige Menschen sollen allerdings besonders auf eine ausreichende Zufuhr an Karotinoiden achten. Gleiches gilt für Raucher, bei denen eine gute Betakarotinversorgung einen gewissen Schutz vor Lungenkrebs darstellen kann (siehe »Bei welchen Erkrankungen kann Betakarotin helfen?«). Auch stark Übergewichtige sollten besonders auf ihre Betakarotinzufuhr achten, da sie im allgemeinen niedrigere Vitaminspiegel haben.

Was passiert, wenn ich zuviel aufnehme?

Niemand wird bestreiten, daß ein sogenanntes »Karotten-Baby« mit seiner leuchtend gelb-braunen Hautfarbe gesund aussieht. Diese Farbe hat es durch eine reichliche Aufnahme von Betakarotin aus den im ersten Lebensjahr häufig gefütterten Karottenbreien und -säften. Das Betakarotin wird aus dem Karottensaft gut aufgenommen und im Fettgewebe unter der Haut gespeichert, was zur Gelbfärbung führt. Dies zeigt auch, daß Betakarotin eben nicht nur Provitamin A, sondern eine selbständige Substanz ist. Ähnliches passiert, wenn wir Betakarotinkapseln einnehmen, wobei mindestens 20 mg pro Tag über eine längere Zeit notwendig sind, um tatsächlich eine leichte Gelbfärbung der Haut zu verursachen. Beim Erwachsenen sind die oberen Hautschichten dicker, so daß das darunterliegende Fettgewebe nicht durchscheint. So findet sich die Verfärbung vorwiegend an den Innenflächen der Hand. Nicht zu verwechseln ist sie mit dem gelblichen Aussehen der Haut und der Augen bei Erkrankungen der Leber oder Störungen der Gallenblase.

Die Gelbfärbung ist die bisher einzig bekannte »Nebenwirkung« für Betakarotin.

Wieviel brauche ich täglich?

Da die Wirkung der Karotinoide bislang lediglich in der Vorstufe für Vitamin A gesehen wurde, gibt es auch hinsichtlich der Empfehlungen für die tägliche Zufuhr Unklarheiten. Die Deutsche Gesellschaft für Ernährung (DGE) empfiehlt, täglich 2 mg Betakarotin aufzunehmen (Richtwert). Andere Organisationen geben höhere Werte an, wie z. B. das Nationale Krebsinstitut der USA, das 6 mg pro Tag empfiehlt.

Wie ist die Versorgungslage?

Der Deutsche schafft gerade 1 mg pro Tag, der Schotte nur 0,5 mg und der Italiener 3 mg. Um die Empfehlungen der DGE zu erreichen, müßte sich in der Bundesrepublik der Verzehr an betakarotinhaltigen Nahrungsmitteln verdoppeln (s. a. »Vitamin-Tips«).

Was schadet den Karotinoiden?

Die Karotinoide schützen vor aggressiven Sauerstoffverbindungen, indem sie selbst mit den freien Radikalen Reaktionen eingehen. Bei diesen Prozessen gehen die Karotinoide teilweise zugrunde. Da sich derartige Vorgänge nicht nur im Körper, sondern natürlich auch in karotinoidhaltigen Lebensmitteln abspielen, werden sie auch dort von den reaktionsstarken Sauerstoffverbindungen zerstört. Diese bilden sich besonders dann, wenn das Lebensmittel direktem Sonnenlicht ausgesetzt ist. Ansonsten sind die Karotinoide recht robust.

Was sind gute Quellen für Betakarotin?

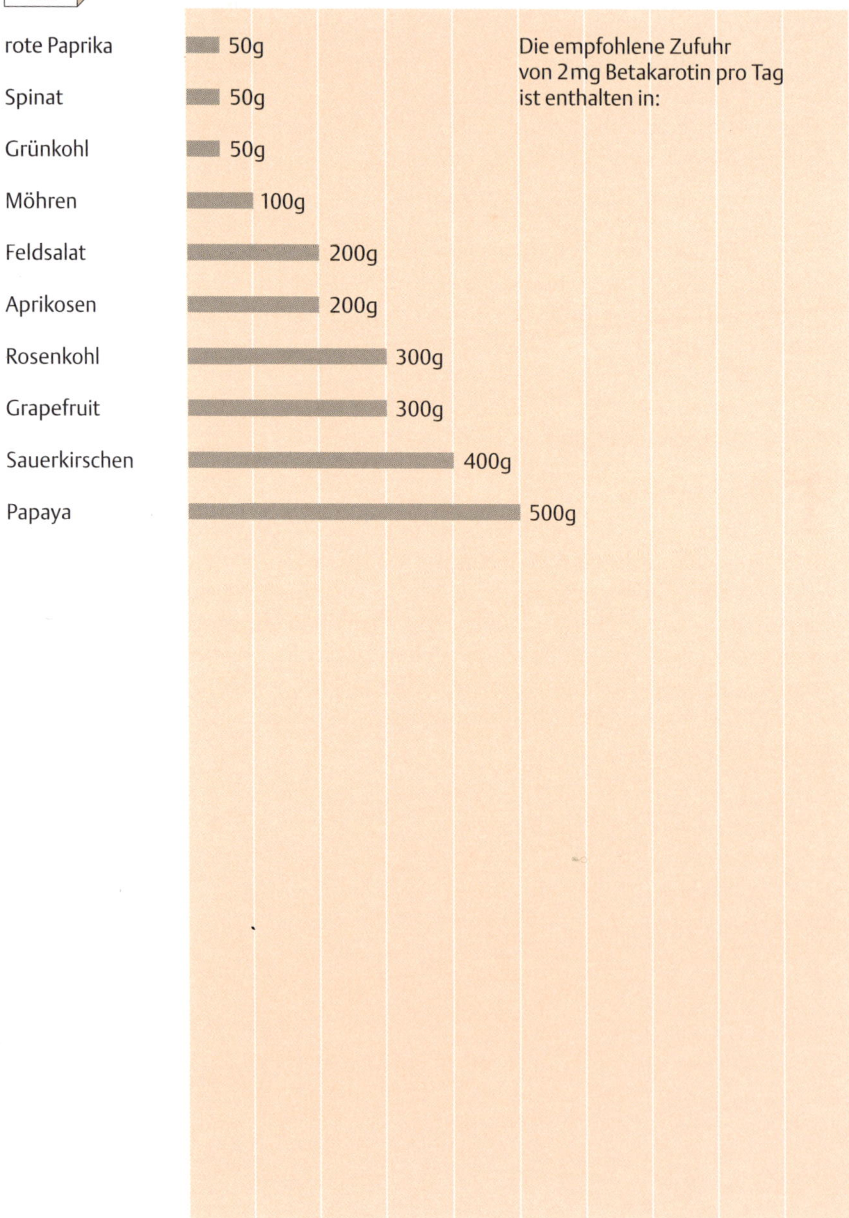

Bei welchen Erkrankungen kann Betakarotin helfen?

Schutzfunktion vor Lungen- und anderen Krebserkrankungen

Eine Erkrankung, in deren Zusammenhang immer wieder das Betakarotin genannt wird, ist der Lungenkrebs. Eine Reihe von epidemiologischen Studien legen diese Beziehung nahe. Epidemiologische Studien versuchen, beispielsweise zwischen dem Verzehr bestimmter Nahrungsmittel, der Häufigkeit von Sport, der Intensität von Streß etc. und bestimmten Erkrankungen einen Zusammenhang herzustellen. Viele Studien zeigten, daß die Teilnehmer, die an verschiedenen Krebsarten, so auch an Lungenkrebs verstorben waren, eine deutlich geringere Konzentration an Betakarotin im Blut hatten als andere Studienteilnehmer.

Vergleicht man die Häufigkeit von Lungenkrebs in verschiedenen europäischen Ländern, so fällt auf, daß die Bewohner der Mittelmeerländer deutlich seltener an Lungenkrebs erkranken als die Menschen im nördlichen Europa. Obwohl das Rauchverhalten in Großbritannien und in Italien nahezu identisch ist, liegt doch die Lungenkrebshäufigkeit in Italien um ein 10faches niedriger als bei den Briten. Und auch bei der Aufnahme von Betakarotin gibt es, wie bereits erwähnt, deutliche Unterschiede: In Italien liegt die tägliche Aufnahme bei 3 mg, während sie in Großbritannien nur bei 0,5 bis 0,6 mg Betakarotin liegt. Die unterschiedlichen Ernährungstraditionen führen dazu, daß bei den Briten nur etwa 50–70 g Gemüse pro Tag verzehrt werden, während es bei den Italienern ca. 250 g täglich sind.

Vor kurzem sorgten zwei unabhängig voneinander durchgeführte Studien über die Lungenkrebshäufigkeit in Abhängigkeit von der Betakarotinzufuhr für großes Aufsehen: Langjährigen Rauchern (die meisten hatten seit etwa 30 Jahren geraucht) wurde täglich hochdosiertes Betakarotin (20–50 mg) gegeben, die Kontrollgruppe ernährte sich wie bisher. Entgegen allen Erwartungen waren in der Betakarotin-Gruppe nach 5 Jahren mehr Menschen an Lungenkrebs erkrankt als in der Vergleichsgruppe, die kein zusätzliches Betakarotin bekommen hatte. Hieraus abzuleiten, daß Betakarotin zu Lungenkrebs führt, wäre allerdings völlig falsch. Wie lassen sich dennoch diese erstaunlichen Studienergebnisse erklären?

Man weiß, daß Betakarotin in einer sehr frühen Phase der Krebsentstehung durch seine antioxidative Wirkung verhindern kann, daß sich Krebszellen entwickeln. Es ist jedoch eine nahezu gesicherte Tatsache, daß bei langjährigen Rauchern, wie jenen in den beiden Studien, Krebs-Vorläuferzellen oder sogar ausgebildete Krebszellen zu finden sind, auch wenn die

Krankheit noch nicht ausgebrochen ist und vielleicht sogar immer unerkannt bleiben wird. Da Betakarotin jedoch seine Schutzwirkungen zu einem viel früheren Zeitpunkt entfaltet, also dann, wenn noch keinerlei Vorläufer- oder Krebszellen vorhanden sind, ist offensichtlich, daß es in diesen beiden Studien trotz hoher Betakarotinzufuhr zu keiner Verringerung der Krebshäufigkeit kommen konnte.

Betakarotin als Sonnenschutz?

Verschiedene Studien legen den Schluß nahe, daß sich mit hohen Gaben von Betakarotin die Sonnenempfindlichkeit der Haut etwas herabsetzen läßt. Dies sollte aber nicht dazu verleiten, sich ohne Lichtschutzfaktor über Stunden der Sonne auszusetzen, denn Betakarotin kann keinesfalls einen Sonnenbrand verhindern.

Vitamin-Tips

- Essen Sie viel Obst und Gemüse: insbesondere die gelb-orange gefärbten und die tiefgrünen Gemüse und Früchte enthalten viele Karotinoide.
- Karotinoide sind fettlösliche Stoffe und brauchen daher geringe Mengen an Fett, um vom Körper aufgenommen zu werden. Dabei reicht ein Schuß Sahne, Crème fraîche, Vollmilch oder ein Stückchen Käse aus.
- Das Betakarotin, das in Karotten in großen Mengen enthalten ist, kann aus dem rohen Gemüse so gut wie gar nicht verwertet werden. Besser resorbierbar ist es hingegen aus Karottensaft, -brei oder aus gedünsteten, zerkleinerten und mit einem Stückchen Butter versehenen Karotten.
- Gewöhnen Sie sich an, täglich ein Glas Gemüsesaft vor oder nach den Mahlzeiten zu trinken. Machen Sie sich daraus ein richtiges Ritual wie das Zähneputzen, so daß Sie gar nicht mehr darüber nachdenken müssen. Dabei ist es unerheblich, ob Sie einen gemischten Gemüsesaft oder reinen Tomaten- oder Karottensaft trinken. In dem breiten Angebot ist für jeden Geschmack etwas zu finden.
- Bevorzugen Sie frisches, saisonales Gemüse. Es enthält mehr Karotinoide (und viele andere Vitamine), ist kostengünstiger, in der Regel weniger schadstoffbelastet und ist noch nicht um die halbe Welt gereist.

Vitamin D: Der Knochenbauer

Die Visitenkarte

Vitamin D ist neben dem Vitamin A das einzige Vitamin, das der Körper selbst aus einer Vorstufe, also einem Provitamin, bilden kann. Der Mensch deckt seinen Bedarf an Vitamin D, das auch als Calciferol bezeichnet wird, aus zwei Quellen: zum einen sind tierische Lebensmittel, insbesondere fettreiche Fische, Lebertran und Fleisch, gute Nahrungsquellen, zum anderen Sonnenlicht. Ein ernährungsbedingter Mangel ist jedoch nur selten, da der größte Teil des benötigten Calciferols, etwa 80%, selbst in der Haut gebildet wird. Das geschieht so: Cholesterin wird von der Leber zur Haut transportiert, und hier wird durch Sonneneinstrahlung oder auch durch künstliches UV-Licht das Vitamin D gebildet. Anschließend gelangt es von der Haut in seinen Speicher, das Fettgewebe.

Bei extremer Lichtarmut kann es zu Mangelerscheinungen kommen. Das bekannteste Beispiel trug sich während der industriellen Revolution in Großbritannien zu: Bei Kindern, die viel unter Tage arbeiten mußten oder in dunklen Hinterhöfen wohnten, in die kaum ein Lichtstrahl fiel, kam es zu einer Erweichung der Knochen, insbesondere zu starken O-Beinen und zu Verkrümmungen des Rückgrats. Dies sind die klassischen Symptome der Rachitis, die man aufgrund der Herkunft auch als »Englische Krankheit« bezeichnete. Damit ist auch schon die wichtigste Funktion des Vitamin D genannt: der Aufbau des Knochens.

Wie die Natur sich selbst ein Schnäppchen schlug...

Als die ersten Schwarzafrikaner vor vielen Tausenden von Jahren nach Europa kamen, mußten sie feststellen, daß die Sonne hier viel weniger schien als in ihrer Heimat. Durch ihre Dunkelhäutigkeit, die UV-Strahlen abhält, führten die für sie nunmehr verminderten Sonnenstrahlen zu einem starken Mangel an Vitamin D. Die nachfolgende Generation erkrankte an Rachitis.

Nun aber kamen auch vereinzelt hellhäutigere Kinder zur Welt. Bei ihnen war nun die Bildung von Vitamin D in der Haut wieder möglich, und so sank die Zahl der Rachitiserkrankungen bei den Hellhäutigeren. Die Natur wählte zur weiteren Fortpflanzung die Stärkeren, Überlebensfähigeren aus; dieses Phänomen wird bekanntlich als »Selektion« bezeichnet. Über Jahrtausende nahm so die Zahl der in den nördlichen Klimazonen bevorteilten Hellhäutigen zu.

Vor 10 000 Jahren begannen die Menschen dann mit der Viehzucht. Damit zog außer Fleisch noch ein anderes Nahrungsmittel in die Speisepläne ein: die Milch. Das darin enthaltene Kalzium war besonders gut verfügbar und sorgte für einen gesunden Knochenaufbau. Die Gene hatten es jedoch so eingerichtet, daß die Verträglichkeit von Milchzucker, die Laktosetoleranz, vom Kindesalter ab mit zunehmenden Jahren abnahm. Außer den Kindern vertrugen allerdings 1% der Erwachsenen dennoch die Milch bzw. den Milchzucker, die Laktose. Dies beruhte also auf einem genetischen Fehler. Er brachte diesen Erwachsenen nun den Vorteil der besseren Kalziumversorgung, da sie Milch trinken konnten. Außerdem erhöht der Milchzukker die Vitamin-D-Aufnahme. Erneut führte die »Selektion« dazu, daß sich dieser Vorteil durchsetzte und bis heute mehr als 60% der Erwachsenen Milchzucker vertragen. Der menschliche Körper hat sich also an die zur Verfügung stehende Nahrung angepaßt. In Ländern, in denen es keine Milchwirtschaft gab (z. B. China), gibt es kaum laktosetolerante Menschen.

Welche Wirkungen hat Vitamin D?

Vitamin D regelt den gesamten Kalziumhaushalt des Körpers. Es wacht darüber, daß Kalzium aus der Nahrung aufgenommen und richtig in den einzelnen Organen und Geweben verteilt wird. Vor allem kontrolliert Vitamin D den Einbau von Kalzium in die Knochen und ist somit für deren Wachstum und für die Stabilität verantwortlich. Besteht ein Kalziummangel, dann sorgt Vitamin D dafür, daß dieser Mineralstoff in größeren Mengen aus der Nahrung aufgenommen wird, als das außerhalb von »Notzeiten« der Fall ist. Bei einer Überversorgung mit Kalzium leitet das Vitamin D eine verstärkte Ausscheidung über den Urin ein.

Erst kürzlich wurde eine neue Funktion von Vitamin D entdeckt: Zusammen mit Vitamin A ist es im Zellkern für die Übersetzung des genetischen Codes für eine Reihe von Bausteinen zuständig.

Wie äußert sich ein Mangel?

In unseren Breitengraden ist ein Vitamin-D-Mangel äußerst selten. Dennoch soll kurz auf die Symptome eingegangen werden.

Bei einem leichten Mangel sind die auffälligsten Symptome erhöhte Reizbarkeit und gesteigerte Nervosität. Natürlich finden sich diese Zeichen auch ohne einen Mangel an Vitamin D in unserem hektischen Alltag wieder.

Es ist also nicht empfehlenswert, vorsorglich eine Überversorgung mit dem Vitamin herbeizuführen, um die eigene in letzter Zeit beobachtete Überreiztheit zu beheben. Im Zweifelsfall ist hier der Hausarzt zu befragen.

Bei erheblichem Vitamin-D-Mangel kommt es zur »Knochenerweichung«. Die Knochen werden formbar wie Wachs, und die am stärksten belasteten können ihr Gewicht kaum tragen und verbiegen sich. Es ergeben sich deformierte Zahnstellungen durch erweichte Kieferknochen, extreme »O-Beine«, weil sich die Unterschenkelknochen unter ihrer Last nach außen biegen und nicht zuletzt Buckelbildung wegen der starken Krümmung des Rückgrats. Die »englische Krankheit«, die Rachitis, trat typischerweise bei Kindern auf, die in dunklen Hinterhöfen oder unter Tage auch in Sommermonaten der Sonnenstrahlen entbehrten. Hier fanden sich besonders auch Störungen des Längenwachstums.

Bei Erwachsenen tritt diese Krankheit mit ähnlichen Begleiterscheinungen auf. Hier nennt man sie Osteomalazie (osteo: der Knochen; malazie: die Krankheit). Nicht zu verwechseln ist diese Erkrankung mit der Osteoporose, bei der die Knochen porös werden und leicht brechen, während sie bei der Osteomalazie erweichen und sich »biegen«. Sowohl Lichtmangel als auch Leber- oder Nierenerkrankungen können dafür verantwortlich sein.

Wie stark eine gute Vitamin-D-Versorgung von einer ausreichenden Menge Tageslicht abhängt, zeigt sich am Beispiel von Völkern, die ihren Körper aufgrund von Wohn- und Lebenskulturen durch Verhüllungen konsequent vor der natürlichen Lichteinwirkung schützen. Wüstenvölker oder Menschen, bei denen religiöse Traditionen die Verschleierung vorschreiben, können unter Vitamin-D-Mangel und somit an Osteomalazie leiden.

Wer hat ein erhöhtes Risiko für einen Mangel?

Schwangere und *Stillende* haben einen erhöhten Bedarf.

Alle Menschen, die aufgrund ihrer Lebens- oder religiösen Gewohnheiten oder aufgrund von Krankheiten (Bettlägerigkeit) kaum dem Tageslicht ausgesetzt sind (s. oben), müssen, um ihren Bedarf zu decken, mehr Vitamin D über die Nahrung zuführen oder sich bewußt dem Tageslicht aussetzen. Hier reicht es schon aus, sich zweimal in der Woche etwa 15 Minuten lang im Freien, am besten natürlich in der Sonne, aufzuhalten. Dabei muß zumindest eine Fläche in der Größe des Gesichtes unbedeckt sein. Auch Dunkelhäutige, die in sonnenarmen Gegenden wohnen, haben ein erhöhtes Risiko, ebenso wie unter Tage arbeitende Menschen.

Säuglinge bis zum Ende des ersten Lebensjahres brauchen doppelt so viel Vitamin D wie Kleinkinder, was sich durch die auf Hochtouren laufende Kalziumeinlagerung in die Knochen erklärt. Kinder, die im Winter geboren werden, haben oft eine schlechtere Vitamin-D-Versorgung als im Sommer geborene. Die fehlende Sonne und die fast vollständige Bedeckung der Körperoberfläche durch die Bekleidung führen zu einer verringerten Vitamin-D-Synthese in der Haut. Da die Muttermilch wenig Vitamin D enthält, könnte sich hier leicht eine Unterversorgung entwickeln. Daher verschreibt der Kinderarzt vorsorglich Vitamin-D-Tabletten. Bei Kindern, die im Frühjahr und im Sommer geboren und regelmäßig ausgefahren werden, besteht diese Gefahr nicht. Fragen Sie dennoch Ihren Kinderarzt, ob er diese Prophylaxe für notwendig erachtet.

Menschen mit Leber-, Nieren- oder Bauchspeicheldrüsenerkrankungen können unter Umständen ebenfalls unzureichend versorgt sein.

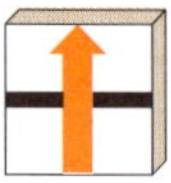

Was passiert, wenn ich zuviel aufnehme?

Bei Vitamin D ist der Grenzbereich zwischen der Menge, die der Körper braucht, und derjenigen, die zu Überdosierungen führt, sehr schmal. So kam es in der Vergangenheit, insbesondere in Großbritannien, wo man versuchte, durch die vorbeugende Gabe von Vitamin D die Rachitis zu verhindern, mehrmals zu Vergiftungserscheinungen bei Kindern. Einige verliefen sogar tödlich. Aus diesen Unfällen hat man gelernt, und heute ist Vitamin D ein rezeptpflichtiges Präparat, so daß einer unkontrollierten Aufnahme vorgebeugt ist.

Bei Kindern kommt es bei einer dauerhaften Überdosierung zu Wachstumsverzögerungen, vor allem dann, wenn es in Kombination mit Vitamin A gegeben wird. Bei Erwachsenen können Erbrechen und Schwindel die Folge sein, aber auch Muskelschwäche und Kalkablagerungen in den Organen.

Die einzige Gefahr, Vitamin D überzudosieren, ist jedoch die unkontrollierte, übermäßige Gabe von Vitamin-D-Präparaten oder von Lebertran (doch wer nähme von Letzterem schon freiwillig mehr ein, als unbedingt erforderlich?). Über die Nahrung können nur geringe Mengen in den Körper gelangen. Auch eine Vergiftung über das in der Haut produzierte Vitamin D ist nicht möglich, da selbst bei sehr intensiver Sonnenbestrahlung nur geringe Mengen aus der Haut in den Körper gelangen können.

Wieviel brauche ich täglich?

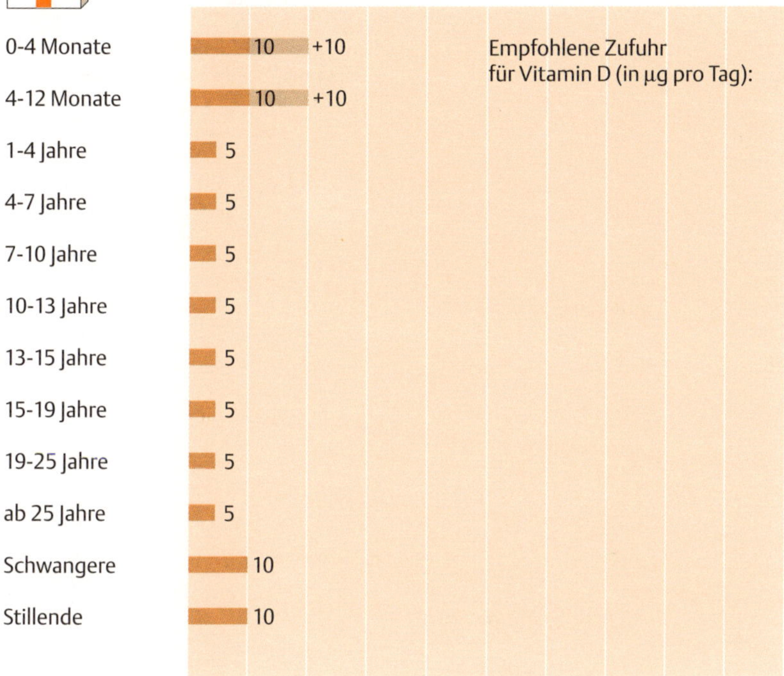

Was sind gute Quellen für Vitamin D ?

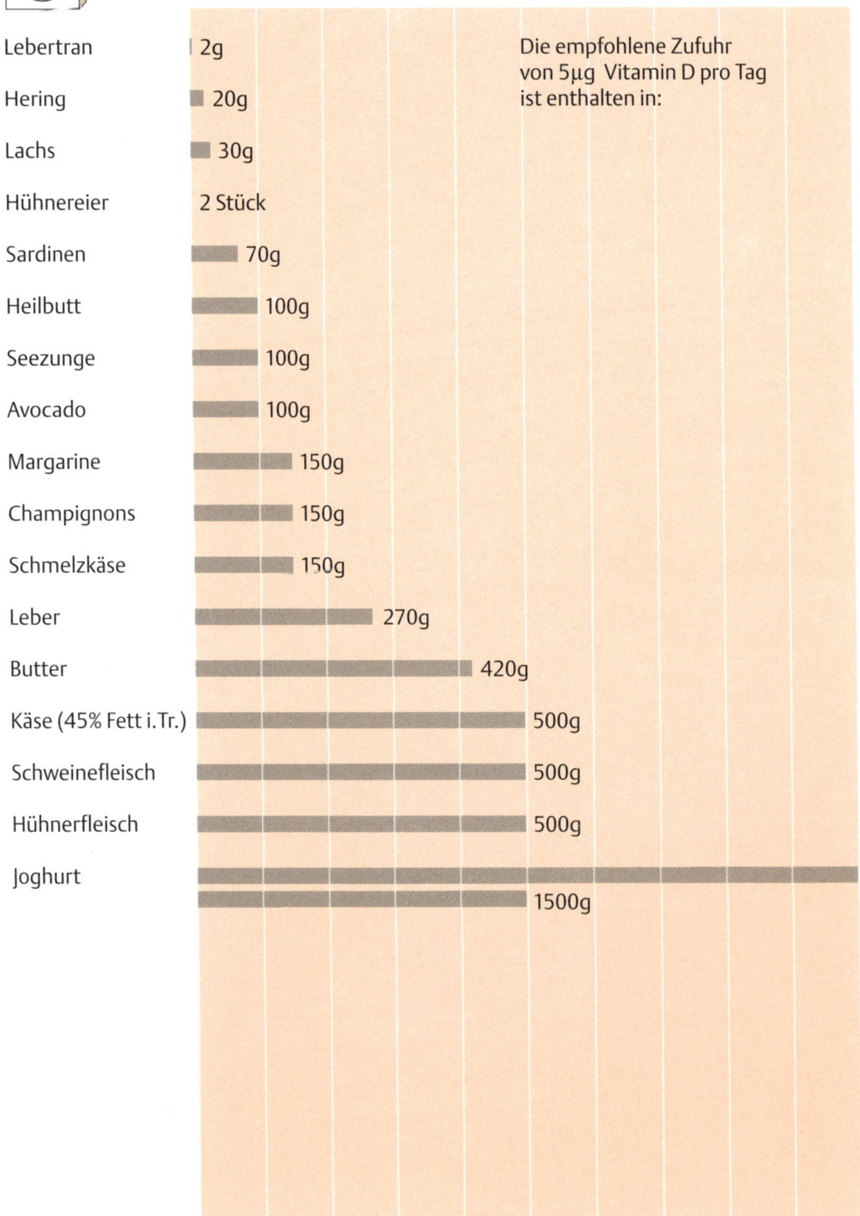

Was schadet dem Vitamin?

Vitamin D ist einer der unempfindlichsten Vertreter der Vitamine. Längere Lagerungszeiten sowie Hitze bei der Lebensmittelzubereitung können ihm nichts anhaben. Auch hier sei nochmal daran erinnert, daß die Zufuhr über die Nahrung nur den weitaus kleineren Teil zur täglichen Bedarfsdeckung beiträgt.

Bei welchen Erkrankungen kann Vitamin D helfen?

Mögliche Wirkungen liegen in dem Schutz vor Osteoporose und in der Behandlung von Alterssymptomen, Akne, Herpes und Mukoviszidose (eine angeborene Stoffwechselkrankheit, bei der es durch eine Verdickung aller Körpersekrete zu Ausfällen im Verdauungsapparat und in den Atemwegen kommt). Vitamin D kann begleitend in der Therapie von Alkoholkranken eingesetzt werden.

Spekulativ ist die Heilung von Arthritis und der Schutz vor Dickdarmkrebs.

Vitamin-Tips

- Achten Sie darauf, daß Sie auch in der kalten Jahreszeit, wenn einen nichts nach draußen zieht, ab und an Ihre Nase ins Tageslicht strecken.
- Gehen Sie mehrmals in der Woche mit Säuglingen und Kleinkindern spazieren; dabei reicht als lichtexponierte Fläche das Gesicht aus.
- Lassen Sie bei Kindern, die im Herbst und Winter geboren wurden, die Vitamin-D-Prophylaxe durchführen. Wenden Sie sich dazu an den Kinderarzt.

Vitamin E: Der Schutzpatron der Zelle

Die Visitenkarte

Vitamin E ist der Sammelbegriff für acht chemisch nahverwandte Verbindungen. Zwar haben sie alle die gleiche Funktion, doch unterscheiden sie sich wesentlich in der Stärke ihrer Wirksamkeit. Sie werden auch als Tocopherole bezeichnet.

Die früher vermutete und stark beworbene Mär von der »Fruchtbarkeitsdroge« Vitamin E (s. unten) hat sich zwar nicht bewahrheitet, aber in jüngerer Zeit sorgte Tocopherol nochmals für »Schlagzeilen«. Man erkannte nämlich, daß es als Antioxidans wichtige Funktionen für den Zellschutz und damit für die Vorbeugung von vielen Erkrankungen, wie beispielsweise Krebs, hat (s. »Die antioxidativen Vitamine« S. 114ff.).

Vitamin E ist, ebenso wie Vitamin A, D und K, ein fettlösliches Vitamin und wird im Körper gespeichert. Das Fettgewebe und die Leber sind die größten Depots.

Vitamin E kann zwar nur von Pflanzen produziert werden, gelangt aber über die Nahrungskette auch ins Tierreich, so daß neben den Hauptlieferanten, den pflanzlichen Fetten und Ölen, Nüssen und einigen Gemüsen, auch Milchprodukte und verschiedene Fischarten gute Nahrungsquellen sind.

Welche Wirkungen hat Vitamin E?

Als »Fruchtbarkeitsdroge« weckte das Vitamin einst große Hoffnungen. Die Ursache lag in der Beobachtung, daß Ratten, die man auf eine Vitamin-E-arme Diät gesetzt hatte, spätestens bis zur zweiten Generation völlig unfruchtbar geworden waren. Bekamen die Ratten Weizenkeime und Heu zugefüttert, konnten sie sich wieder vermehren! Wie die Untersuchung ergab, war dafür das in den Weizenkeimen in hohen Konzentrationen vorkommende Vitamin E verantwortlich, das auf diesem vielversprechenden Wege – in den 20er Jahren – zu seiner Entdeckung kam.

Heute weiß man, daß Vitamin E kein Garant für Fruchtbarkeit, Potenz und andere Sexualfunktionen ist. Die Hoffnungen, die man in solche Wirkungen gesetzt hat, sind reine Werbeaussagen geblieben.

Mittlerweile gilt der Zellschutz als die wichtigste Funktion des Tocopherols. Es verhindert als eine Art zelleigener »Rostschutz«, daß aggressive Sauerstoffverbindungen, die sog. freien Radikale, die Zellmembranen schädigen. Da hier die Oxidation verhindert wird, spricht man auch von der antioxidativen Wirkung von Vitamin E. Aber nicht nur Vitamin E, sondern auch Vitamin C und Betakarotin schützen vor der Zerstörung durch diese angriffslustigen Sauerstoffverbindungen. Mittlerweile ist bekannt, daß sie durch diese Schutzwirkung in der Lage sind, das Risiko für verschiedene Zivilisationskrankheiten zu vermindern. Wegen der immer größeren Bedeutung werden deshalb die antioxidativen Vitamine in einem separaten Kapitel (s. S. 114ff.) behandelt.

Vitamin E ist auch an der Gerinnungsfähigkeit des Blutes beteiligt und sorgt für eine ungestörte Durchblutung.

Wie äußert sich ein Mangel?

Ein ernährungsbedingter Vitamin-E-Mangel ist selten. Eine unzureichende Versorgung kommt praktisch nur bei Frühgeborenen und bei Menschen vor, die (meist angeboren) kein Fett verwerten können (und die deshalb das im Fett enthaltene Vitamin E nicht aufnehmen). Chronischer Alkoholmißbrauch kann die Leberspeicher entleeren. Sichtbare Anzeichen eines starken Mangels bei diesen Menschen sind Sehschwäche, welke Haut, Müdigkeit, Leistungs- und Konzentrationsschwäche, Entzündungen im Verdauungstrakt, Muskelschwäche, Unfruchtbarkeit, Altersflecken, Reizbarkeit und schlecht heilende Wunden.

Wenn es auch keine typische Mangelkrankheit gibt, wie beispielsweise Skorbut bei Vitamin-C-Mangel, so ist es erst recht Aufgabe der Wissenschaft, die nur sehr schwer zu erkennenden Mangelerscheinungen weiter zu erforschen. So hat man als Begleitsymptom vieler Krankheiten, z.B. bei Herzinfarkt oder verschiedenen Krebsarten, bei den Patienten einen niedrigen Vitamin-E-Spiegel im Blut festgestellt. Daraus kann zwar kaum abgeleitet werden, daß Herzinfarkt oder Krebs Zeichen eines Vitamin-E-Mangels sind, wohl aber, daß eine gute Versorgung mit diesem Vitamin einen Schutzeffekt vor diesen Erkrankungen haben kann.

Zusammenfassend soll hier noch einmal betont werden, daß beim Vitamin E im Gegensatz zu anderen Vitaminen die Gefahr der typischen Mangelversorgung durch eine unausgewogene Ernährung praktisch nicht besteht. Eine echte Fehlernährung im Hinblick auf die Versorgung mit dem Vitamin ist also kaum möglich.

Wer hat ein erhöhtes Risiko für einen Mangel?

Obwohl es keine speziellen Risikogruppen gibt, sollten Menschen, die an einer *Fettstoffwechselstörung* leiden, z.B. *erhöhte LDL-Cholesterin-Werte* aufweisen, besonders gut auf eine ausreichende Vitamin-E-Zufuhr achten. Das trifft ebenso auf *Leber- und Gallenkranke* zu. Auch bei lang anhaltenden *Störungen der Verdauung*, insbesondere der Fettverdauung, kann es zu einem Mangel kommen. *Frühgeborene* haben in der Regel noch keinen ausreichend gefüllten Vitamin-E-Speicher, was aber durch deren spezielle Ernährung ausgeglichen wird. *Schwangere* und *Stillende* haben einen erhöhten Bedarf. Auch *Menschen unter chronischem Streß* brauchen mehr, da der Körper verstärkten Oxidationsprozessen ausgesetzt ist.

Wieviel brauche ich täglich?

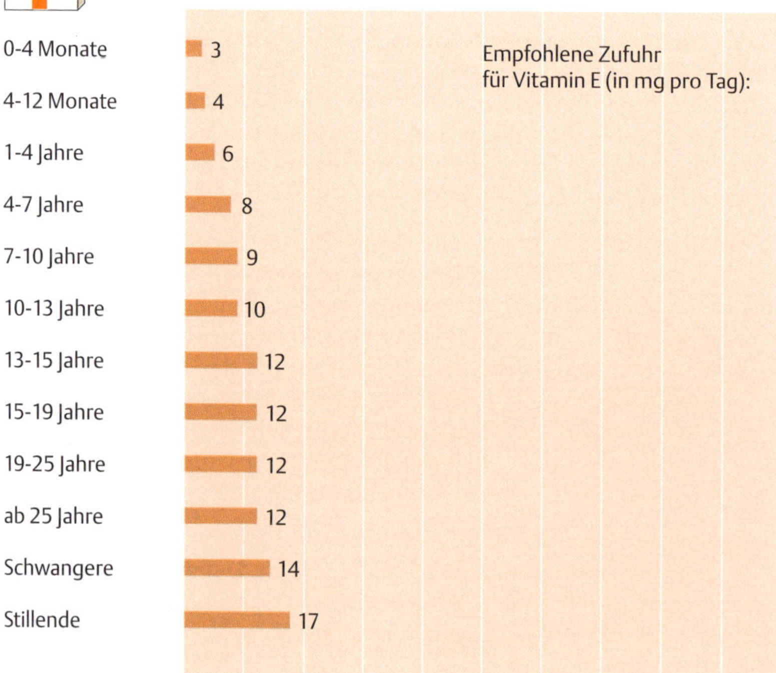

Was sind gute Quellen für Vitamin E?

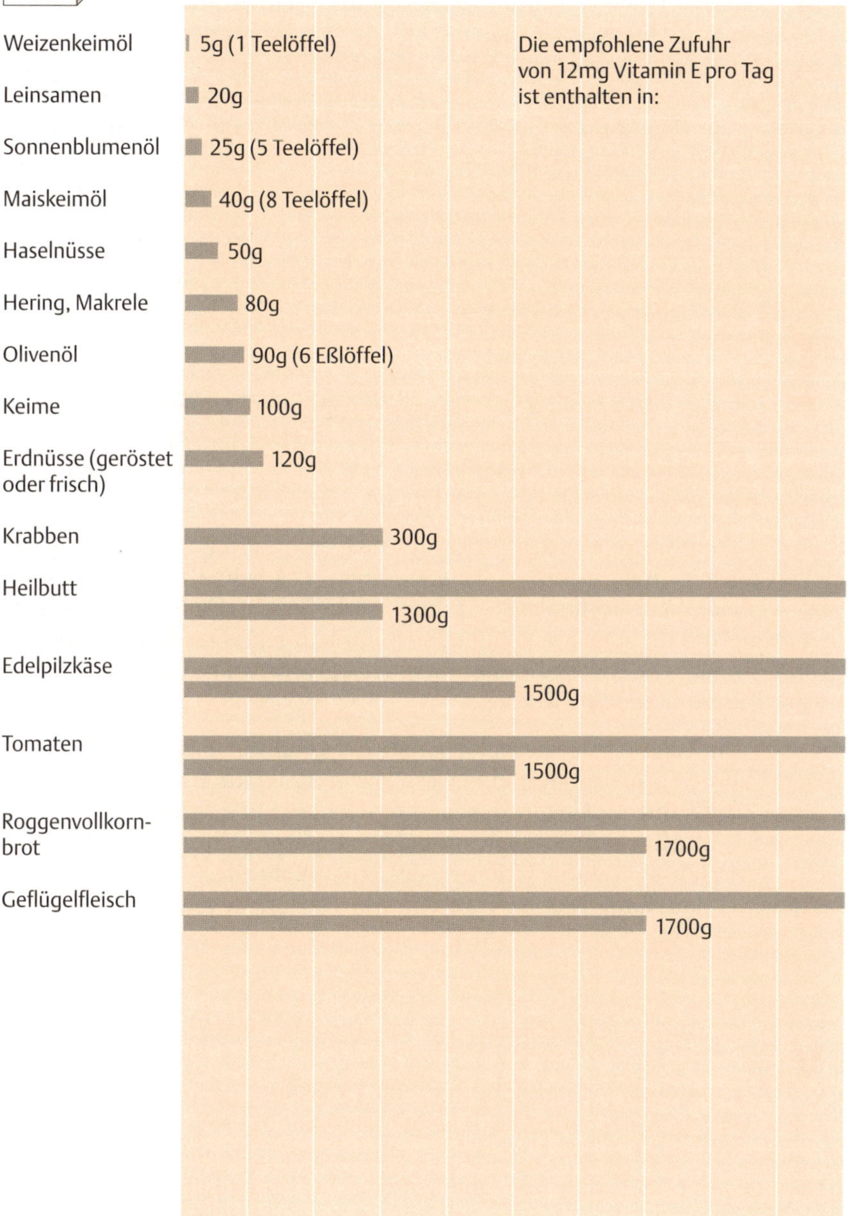

Was passiert, wenn ich zuviel aufnehme?

Durch Fehlernährung zuviel Vitamin E aufzunehmen, ist unwahrscheinlich. Allerdings gibt es Empfehlungen, die als Schutz vor bestimmten Krebskrankheiten, Arteriosklerose, Herzerkrankungen und Schlaganfall die 5- bis 10fache Menge der von der Deutschen Gesellschaft für Ernährung empfohlenen Tageszufuhr angeben. Eine tägliche Vitamin-E-Aufnahme von mehr als 400 mg (also über das 30fache der empfohlenen Menge) sollte nur auf Anraten des Arztes für längere Zeit erfolgen. Allerdings sind selbst bei diesen Dosen bisher keine Nebenwirkungen beobachtet worden.

Was schadet dem Vitamin?

Licht, Hitze und Sauerstoff sind die größten Feinde aller Vitamine. Bei Vitamin E sind die Verluste im Gegensatz zu anderen Vitaminen aber relativ gering. Ranziges oder überhitztes Fett jedoch lassen dem Vitamin E keine Chance und zerstören es schnell und gründlich.

Pflanzenöle, deren größtes Gut das Vitamin E ist, sollten nicht im Hellen gelagert und wiederholt erhitzt werden (z. B. beim Braten oder Fritieren), weil dann ein Großteil des Vitamins verlorengeht. Zudem lohnt es sich, beim Kauf darauf zu achten, daß es sich um kaltgepreßtes Pflanzenöl handelt, da andere Öle bei der Herstellung meist erhitzt und so bis zu zwei Drittel des Vitamins zerstört werden.

Die Zubereitungsart spielt neben der Qualität, also z. B. der Frische des Produkts, natürlich auch eine wesentliche Rolle für den Erhalt des Vitamins in der Nahrung. Gegart werden sollte immer mit möglichst wenig Wasser (dünsten). Man kann es auch gut bei den Speisen weiterverwenden, weil sich darin Nährstoffe und Vitamine des entsprechenden Nahrungsmittels befinden (Ausnahme: Das Kochwasser von Kartoffeln mit grünen Stellen muß weggeschüttet werden, da hieraus giftige Stoffe ausgewaschen werden).

Bei welchen Erkrankungen kann Vitamin E helfen?

Gesichert ist, daß Vitamin E eine Wirkung als antioxidatives Vitamin entfaltet, so daß es in der Lage ist, der Bildung von freien Radikalen vorzubeugen oder bereits entstandene abzufangen. Einige Untersuchungen haben ergeben, daß Zusammenhänge zwischen der täglichen Vitamin-E-

Menge und verschiedenen Zivilisationserkrankungen wie koronarer Herzkrankheit, Herzinfarkt, Schlaganfall und bestimmten Krebsarten bestehen. Auch internationale Vergleiche haben gezeigt, daß in Ländern mit hohem Vitamin-E-Verzehr (mediterrane Kost) die Sterblichkeit an diesen Erkrankungen deutlich niedriger ist als in Ländern mit geringer Zufuhr, also beispielsweise in Deutschland. Die Ursachen hierfür liegen in der antioxidativen Wirkung von Vitamin E im Zellschutz vor freien Radikalen.

Möglicherweise kann Vitamin E bei folgenden Erkrankungen begleitend eine positive Wirkung haben:

- *Arteriosklerose:* Sie ist die Voraussetzung für Herz-Kreislauf-Erkrankungen. Oxidative Prozesse, also krankmachende Vorgänge unter Beteiligung von Sauerstoff, begünstigen die Entstehung der »Arterienverkalkung«. Die zusätzliche Gabe von Vitamin E kann diese Entwicklung verlangsamen.
- *Koronare Herzkrankheit:* Auch hier kann sich die Supplementierung von Vitamin E günstig auf den Krankheitsverlauf auswirken, wie jetzt durch mehrere Studien belegt wurde. Allerdings sind Dosierungen von über 200 mg pro Tag nötig.
- *Diabetes mellitus:* Verschiedene Ärzte empfehlen die Einnahme von Vitamin E, da einige Studien gezeigt haben, daß es die Zerstörung kleinerer Blutgefäße als Folge der Zuckerkrankheit deutlich verlangsamen kann (diabetische Mikroangiopathie).
- *Arthritis:* Bei diesen entzündlichen Gelenkerkrankungen sind bei einigen Menschen mit hohen Vitamin-E-Gaben gute Erfolge erzielt worden. Besonders auffällig war, daß nicht nur die Entzündung günstig beeinflußt wurde, sondern bei vielen Patienten auch die Schmerzen nachließen.

Spekulativ ist die Behandlung von Durchblutungsstörungen der Beine, die Therapie von Akne, Potenzstörungen, Unfruchtbarkeit, Wechseljahrbeschwerden und Haarausfall. Ebenso unsicher sind die allgemeine schmerzstillende Wirkung, die Leistungssteigerungen bei Spitzensportlern, die Verzögerung des Alterns, die Behandlung von Leberflecken, der Schutz vor Krebs und vor umweltbedingten Lungenkrankheiten.

Vitamin-Tips

Was Sie bei der Einnahme von Vitamin-E-Tabletten beachten sollten:

- Heben Sie Ihre Vitamin-E-Tabletten kühl und trocken auf, aber bitte nicht im Kühlschrank.
- Auch direktem Licht sollten sie nicht ausgesetzt werden (meistens sind die Tabletten aber auch »lichtgeschützt« verpackt).
- Wie bei den meisten Vitaminen gilt auch hier: nicht im Badezimmer aufbewahren. Hitze und Dampf verringern die Wirkung.
- Verschiedene Magenmedikamente setzen die Wirkung von Vitamin-E-Präparaten herab.
- Vitamin E mindert die Wirkung von Eisentabletten; daher muß der Arzt entscheiden, wie hoch die Vitamin-E-Supplementierung sein sollte, wenn gleichzeitig Eisenpräparate eingenommen werden.
- Bei folgenden Erkrankungen sollten Sie vor Einnahme von Vitamin E Ihren Arzt fragen: Eisenmangelanämie, Darmprobleme, Leberleiden, Schilddrüsenüberfunktion.

Praktische Tips für die Küche

- Die mittlerweile allseits bekannte Empfehlung, die Fettaufnahme einzuschränken, sollte nicht so verstanden werden, daß das gute Pflanzenöl am ebenso guten Salat weggelassen wird. Damit würden wir unsere wichtigste Vitamin-E-Quelle treffen. Besser ist, die besonders in tierischen Nahrungsmitteln vorhandenen versteckten und gar nicht so gesunden gesättigten Fette durch Verringerung der Aufnahme tierischer Nahrungsmittel einzusparen.
- Verwenden Sie hochwertiges, kaltgepreßtes Sonnenblumen-, Oliven- oder Weizenkeimöl. Achten Sie darauf, daß es in einer dunklen Flasche verpackt ist.
- Wie bei allen anderen Vitaminen gilt auch hier: Kaufen Sie frische Produkte, vermeiden Sie lange Lagerzeiten, dünsten Sie Gemüse nur kurz an.

Vitamin K: Der Blutungshemmer

Die Visitenkarte

Neben Vitamin A, E und D ist das Vitamin K der Vierte im Bunde der fettlöslichen Vitamine.

Es gibt eine große Anzahl an Vitamin-K-Verbindungen, wobei allerdings nur zwei Formen von Bedeutung sind: Das Vitamin K_1 wird hauptsächlich in Pflanzen gebildet und hält so, gut in das Grün der Gemüse verpackt, Einzug in unseren Speiseplan. Das Vitamin K_2 kann ausschließlich von Bakterien gebildet werden. Das hat zweierlei Bedeutung für den Menschen: Zum einen produzieren die eigenen Darmbakterien beträchtliche Mengen an Vitamin K_2 , zum anderen ist es in allen Lebensmitteln enthalten, bei deren Herstellung Bakterien beteiligt waren. So sind Sauerkraut und fermentierte Milchprodukte gute Vitamin-K-Quellen. Das meiste in der Nahrung aufgenommene Vitamin ist jedoch das K_1.

Inwieweit das im Darm produzierte Vitamin K_2 auch tatsächlich vom Menschen genutzt wird, ist umstritten. Da das Vitamin nur unter Mitwirkung von Gallensäuren resorbiert werden kann, diese aber am Bildungsort des Vitamins im Darm nicht vorhanden sind, ist es fraglich, ob es überhaupt in das Blut aufgenommen werden kann.

Vitamin K wird als fettlösliches Vitamin zwar gespeichert, aber nur in geringen Mengen. Das Speicherguthaben an Vitamin D ist 50mal größer, das an Vitamin A ist bis zu 1000mal und bei Vitamin B_{12} sogar bis zu 10 000mal größer als das von Vitamin K. Die Leber ist das Hauptspeicherorgan und auch der hauptsächliche Arbeitsplatz von Vitamin K.

Welche Wirkung hat Vitamin K?

Vitamin K kurbelt in der Leber die Bildung von unterschiedlichen Proteinen an. Die wichtigsten unter ihnen sind die Gerinnungsfaktoren, die für eine gesunde Blutgerinnung sorgen und uns vor dem ansonsten unweigerlichen Ausbluten, selbst bei kleinsten Wunden, schützen. Neben diesen Gerinnungsfaktoren des Blutes gibt es noch andere Proteine, deren Synthese Vitamin K benötigt. Diese werden für gesunde Knochen und gesundes Gewebe gebraucht. So wird inzwischen ein direkter Zusammenhang zwischen der Vitamin-K-Zufuhr durch die Ernährung und dem Auftreten von Osteoporose gesehen.

Wie können wir uns das erklären? Von der Osteoporose sind hauptsächlich Frauen in der Menopause betroffen. Zu Beginn der Menopause wird vermehrt Kalzium im Urin ausgeschieden, d.h., daß der Knochen seine wichtigste härtende Bausubstanz verliert. Verschiedene Studien haben nun gezeigt, daß eine erhöhte Zufuhr von Vitamin K zu einer Senkung des Kalziumverlustes über den Urin beitragen kann. Vitamin K verhindert also, daß der Knochen zu stark abgebaut wird.

Wie äußert sich ein Mangel?

Die Zufuhr von Vitamin K durch die Nahrung ist in den meisten Fällen ausreichend, da sehr viele unserer Nahrungsmittel als Vitamin-K-Quelle dienen. Ein Mangel ist also sehr selten und kann am ehesten durch eine Fettverwertungsstörung oder Medikamenteneinnahme ausgelöst werden. Bei langfristiger Einnahme von Antibiotika wird die Darmflora, die einen Teil des Vitamin K produziert, zerstört. Mangelerscheinungen können auftreten, wenn der Patient mit blutgerinnungshemmenden Medikamenten behandelt wird, da diese der Funktion des Vitamin K, Blutgerinnungsfaktoren zu bilden, entgegenwirken. Auch Menschen mit einer schweren Lebererkrankung können in eine Mangelsituation geraten, da die »Arbeitsstätte« des Vitamin K geschädigt ist.

Woran erkennen wir in solchen Fällen einen Vitamin-K-Mangel? Es können sowohl äußere als auch innere Mangelerscheinungen entstehen. Dabei sind Nasen- und Zahnfleischbluten, Blutungen im Bereich der Geschlechtsorgane und nur langsam heilende Wunden äußerliche und sofort erkennbare Mangelsymptome. Zu den »unsichtbaren« Erscheinungen zählen Blutungen in Gehirn, Leber, Magen, Darm, Nebennieren und an der Netzhaut des Auges.

Wer hat ein erhöhtes Risiko für einen Mangel?

Menschen mit *Störungen der Gallenfunktion*, mit einem *verkürzten Darm* und mit *schweren Lebererkrankungen* gehören in die Risikogruppe, denn bei ihnen ist die Aufnahme von Vitamin K durch die Nahrung nur eingeschränkt möglich bzw. der Wirkungsort des Vitamins ist gestört. Bei diesen Menschen ist eine ständige Kontrolle der Aufnahme des Vitamins notwendig. Zur Risikogruppe gehören auch *Neugeborene*. Deren Darm ist noch steril, also nicht imstande, Vitamin K zu produzieren, das Vitamin gelangt während der Schwangerschaft jedoch nicht zum Fötus, so daß kein Speicher vorhanden ist. Neugeborene werden daher routinemäßig mit Vitamin-K-Injektionen oder -Tropfen versorgt. Damit soll eine normale Blutgerinnung und der Schutz vor einer lebensbedrohlichen Hirnblutung sichergestellt werden.

Ältere Menschen sind auch bei Vitamin K dem Risiko eines Mangels ausgesetzt, da sie sich oft sehr einseitig ernähren, auch meist bedeutend weniger Nahrung zu sich nehmen und häufig Probleme der Fettverdauung vorliegen. Die altersbedingte häufige Medikamenteneinnahme stört zusätzlich die Verwertung des Vitamins. *Thrombosegefährdete Patienten* müssen stets mit einer Vitamin-K-Ampulle ausgerüstet sein. Sie werden oft mit »Anti-Vitamin-K-Mitteln« behandelt, um die Blutgerinnung zu hemmen und somit einer Thrombose vorzubeugen. Im Falle einer Verletzung müssen sie sich schnell durch eine Vitamin-K-Spritze vor übermäßigem Blutverlust schützen.

Was passiert, wenn ich zuviel aufnehme?

Da nur wenig Vitamin K gespeichert wird, besteht keine Gefahr, durch Nahrungsmittel zuviel aufzunehmen. Auch wird von den in Lebensmitteln enthaltenen Mengen nur ein Bruchteil über den Darm resorbiert, so daß zwar beim Gesunden keine Mangelerscheinungen auftreten, aber eine »Überflutung« des Körpers aus der Nahrung nicht möglich ist. Im Vergleich zu Vitamin A ist Vitamin K auch bei hohem Verzehr als ungiftig zu betrachten.

Anders verhält sich dies bei einer hohen Vitamin-K-Zufuhr durch Injektionen. Hier können erste Anzeichen einer Überdosierung in Form von Übelkeit oder allergischen Hautreaktionen auftreten.

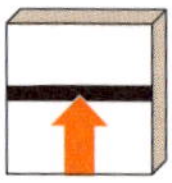

Wieviel brauche ich täglich?

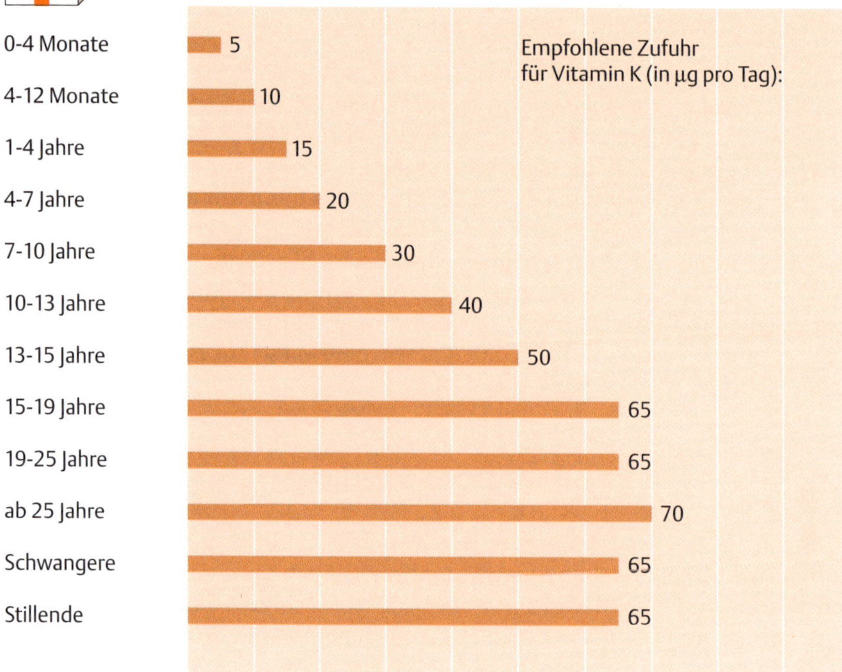

Was sind gute Quellen für Vitamin K?

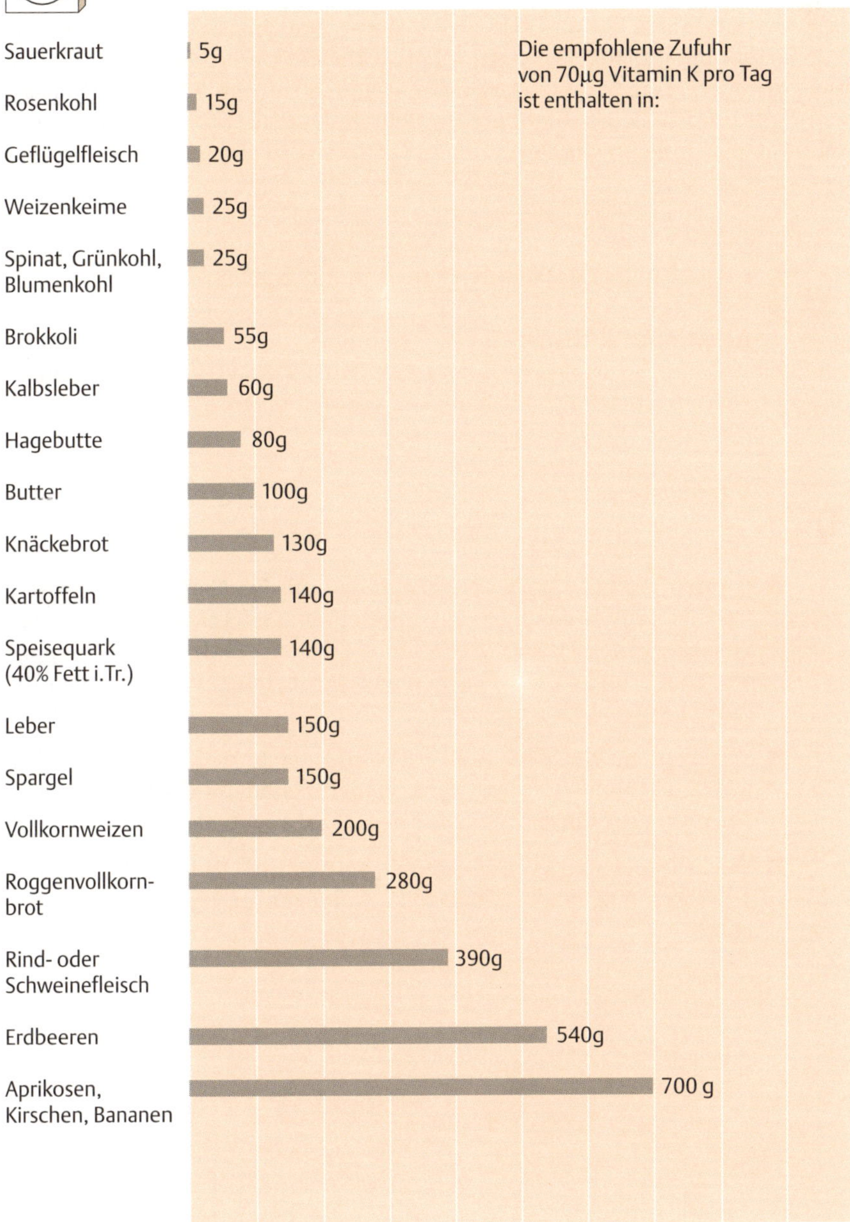

Was schadet dem Vitamin?

Vitamin K ist das robusteste unter den fettlöslichen Vitaminen. Nur Licht kann ihm den Garaus machen, während Hitze und Sauerstoff ihm nicht schaden. Feinde des Vitamin K sind auch ranzige Fette und Konservierungsstoffe in Dosen- und Fertiggerichten. Diese Faktoren zerstören das Vitamin, verhindern seine Aufnahme oder führen zu einem Ausscheiden vor der Verwertung.

Bei welchen Erkrankungen kann Vitamin K helfen?

Mögliche Wirkungen hat Vitamin K im Schutz vor Gehirnblutungen bei Neugeborenen. Nach der Menopause beugt es dem Kalziumabbau aus dem Knochen vor und schützt so vor Osteoporose.

Vitamin-Tips

- Kaufen Sie bewußt das frische, einheimische Gemüse der Saison, und richten Sie danach Ihren Speiseplan aus. So kommt die jeweilige Kost schnell auf den Tisch, ohne Verluste durch lange Transportwege zu erleiden. Der Wochenmarkt informiert »optisch« über die jahreszeitliche Ernte.
- Wechseln Sie das Fett in Ihrer Friteuse nach zwei- bis dreimaligem Gebrauch aus. Wie wir erfahren haben, schadet nicht die Hitze dem Vitamin K, sondern ranziges Fett!
- Da Licht dem Vitamin K schadet, sollten Sie Obst und Gemüse im Dunkeln, evtl. im Kühlschrank, aufbewahren bzw. bald verbrauchen.

Vitamin B_1: Das Nervenvitamin

Die Visitenkarte

Es ist eine bekannte Tatsache, daß das Wesentliche, solange es vorhanden ist, uns nicht auffällt bzw. nicht in unser Bewußtsein dringt. Auffällig wird es erst im Moment der Entbehrung. Wen wundert es da, daß die Vitamine auch alle auf dem Wege des Mangels entdeckt wurden und man so ihre Bedeutung erkannte.

Auch das Krankheitsbild der schwersten Form des Vitamin-B_1-Mangels ist erheblich länger bekannt als das Vitamin selbst. Bereits 1630 beschrieb ein holländischer Arzt in China die Krankheit »Beriberi«, was man mit »Schafsgang« übersetzen kann. Muskelschwäche sowie geistige Verwirrtheit und unkoordinierte Bewegungen, begleitet von Krämpfen, sind die Symptome.

Vitamin B_1, das auch den Namen Thiamin trägt, ist ein wasserlösliches Vitamin. In unserer Nahrung ist es immer an den Mineralstoff Phosphor gebunden, und aus dieser Bindung muß sich das Thiamin erstmal befreien, will es über den Darm ins Blut aufgenommen werden. Durch diese besondere Verbindung ist das Vitamin vor dem Zerfall durch Licht und Wärme recht gut geschützt und ist deshalb nicht so empfindlich wie einige andere Vitamine. Nach der Verdauung wird Thiamin über das Blut in verschiedene Gewebe transportiert, wo es in geringen Mengen gespeichert wird.

Welche Wirkungen hat Vitamin B_1?

Thiamin ist ein wichtiges Coenzym im Kohlenhydrat- und Energiestoffwechsel. Seine größte Rolle spielt es beim letzten Schritt des Abbaus der Kohlenhydrate zu Energie bzw. beim Umbau der Kohlenhydrate in die Speicherform Fett. Das bedeutet, daß Vitamin B_1 sowohl für die Energiegewinnung aus Kohlenhydraten als auch für die Energiespeicherung wichtig ist. Von der Wirkung des Vitamin B_1 im Kohlenhydratstoffwechsel profitieren vor allem die Nerven und Muskeln, da diese Gewebe in erster Linie Traubenzucker, also ein Kohlenhydrat, zu ihrer Energieversorgung benötigen.

Besonders die Nerven sind von Thiamin abhängig, und ohne das Vitamin wären sie gefühllos. Thiamin sorgt auch mit für die Erregungsbildung der Nerven und damit für eine koordinierte Weiterleitung der Information.

Unter den Muskeln sind es vor allem der Herzmuskel, die Darmmuskulatur und die Skelettmuskeln, die von einer ausreichenden Vitamin-B_1-Zufuhr profitieren und gestärkt werden.

Wie äußert sich ein Mangel?

Für das Vitamin B_1 gibt es keinen besonderen Speicher, es ist in allen Geweben und im Blut zu finden. Die Halbwertszeit beträgt zwei Wochen, d. h., daß jedes Thiamin-Molekül in unserem Körper nach dieser Zeit mit einer 50%igen Wahrscheinlichkeit ausgeschieden wird. Eine thiaminfreie Ernährung wird also bereits nach zwei Wochen zu einer Halbierung der Thiaminreserven führen. Deshalb ist es wichtig, Vitamin B_1 täglich in ausreichender Menge aufzunehmen. Führen wir dem Körper zuwenig zu, so kann auch in Industrienationen ein Mangel – meist jedoch nur ein leichter – auftreten.

Zur klassischen Mangelerkrankung »Beriberi« kommt es jedoch nur in seltenen schweren Fällen. Hier stehen Hirnschäden, Augenmuskellähmung, Psychosen, Gedächtnisverlust, Gangunsicherheit, Herzvergrößerung, Veränderungen an Leber und Lunge sowie Magersucht (Anorexie) im Vordergrund.

Die Gefahr für einen ausgeprägten Mangel durch die allgemeine Ernährungssituation in unseren Breitengraden besteht nicht. Die Vitamin-B_1-Quellen in der Nahrung sind zahlreich, und zum Glück hat sich manches »Ammenmärchen« (z. B. Zucker als »Thiamin-Räuber«), das am Ende gar schon unseren Thiaminhaushalt gestorben sehen wollte, nicht wissenschaftlich bestätigen lassen. Dennoch gibt es einige Risikogruppen, die ein höheres Risiko für einen Mangel tragen (s. S. 59 f.).

Symptome eines *leichten Mangels*, wie er in unseren Breitengraden auftreten kann, sind: Appetitverlust, Müdigkeit, Erbrechen, Übelkeit, Depression und Konzentrationsschwierigkeiten.

Einige Krankheitszeichen wie Hautprobleme, Darmgeschwüre, erhöhte Magensäurebildung werden einem Thiaminmangel zugeschrieben, die Zusammenhänge konnten jedoch noch nicht bewiesen werden.

Wie ist die Situation in anderen Ländern?
In bestimmten Regionen Südostasiens tritt noch heute ernährungsbedingt die klassische Thiaminmangelerkrankung Beriberi auf. Als

bemerkenswert gilt, daß gerade im Industrialisierungsprozeß die Krankheit ihren Höhepunkt fand, während doch zu dieser Zeit auch in der Medizin das Zeitalter der Erkenntnisse und Heilungserfolge angebrochen war.

Was war geschehen?

In der Mitte des 19. Jahrhunderts wurden in den ostasiatischen Ländern Reisschälmaschinen eingeführt, wobei die thiaminhaltigen Randschichten des Reiskorns dem Schälvorgang zum Opfer fielen. Ärmeren Bevölkerungsschichten, die sich nahezu ausschließlich von Reis ernährten, wurde das so bearbeitete Grundnahrungsmittel mit krassen Folgen zum Verhängnis.

Daß sich diese Mangelkrankheit jedoch nicht an Klassenunterschiede hielt, zeigt uns ein Beispiel aus dem hochindustrialisierten Japan, wo Beriberi noch zu Beginn dieses Jahrhunderts eine ernste Bedrohung darstellte und bis in die zwanziger Jahre hinein ihren Höhepunkt erreichte.

Aber nicht nur eine ungenügende Zufuhr über die Nahrung, sondern auch bestimmte Ernährungsgewohnheiten können einen Mangel verstärken: der Rohverzehr von bestimmten Fischarten, die ein thiaminspaltendes Enzym enthalten, oder das Kauen von Betelnüssen und fermentierten Teeblättern (wie es z. B. in den ärmeren Bevölkerungsschichten Thailands üblich ist). Hier sind sogenannte Antivitamine enthalten, die man auch Antagonisten, also Gegenspieler nennt. Diese verändern das Vitamin in der Weise, daß es nicht mehr wirksam ist. Einige Fischarten (z. B. Karpfen) enthalten große Mengen dieser Thiaminantagonisten. Da sie jedoch sehr hitzelabil sind, also bei der Zubereitung zerstört werden, spielen sie nur beim Verzehr von rohem Fisch eine Rolle.

Wer hat ein erhöhtes Risiko für einen Mangel?

Erhöhten Bedarf haben *Schwangere* und *Stillende*. Auch *ältere Menschen* und *Menschen mit Schilddrüsenfunktionsstörungen* brauchen mehr Vitamin B_1. Menschen, die einen *gesteigerten Energiebedarf* haben, benötigen ebenfalls mehr Thiamin. Das kann bei *Sportlern*, bei *Kranken* (insbesondere bei Infektionserkrankungen des Verdauungsapparates) und bei *schweren Verbrennungen* der Fall sein. Der Bedarf steigt auch bei *Rauchern*, da Nikotin die Aufnahme in den Körper herabsetzt.

Alkohol- und Drogenabhängige, Menschen, die oft oder *lange Diäten* mit weniger als 1000 kcal durchführen, *Stoffwechselfunktionsstörun-*

gen und *häufige Durchfälle* bieten eine fast sichere Voraussetzung für eine unzureichende Vitamin-B_1-Zufuhr. Bei Suchterkrankungen entsteht hier leicht ein Teufelskreis: durch den Thiaminmangel verschlechtert sich die psychische Verfassung weiter, da die notwendige Ankurbelung der gesunden Nerventätigkeit (und anderer Funktionen) nicht gewährleistet ist, und das kann wiederum zu einem häufigeren Greifen nach der Droge führen.

Obwohl auch bei Alkoholkranken schwere Vitamin-B_1-Mangelerscheinungen selten sind, kann es aber dennoch zu Verwirrtheit kommen, zu psychischen Veränderungen, Störungen des Langzeitgedächtnisses und anderen Ausfällen am Nervensystem. Diese Symptome werden als Wernicke-Korsakoff-Syndrom bezeichnet.

Auch Menschen, die täglich etwa 2–3 Flaschen Bier oder 2 Gläser Wein trinken, haben, sofern sie sich noch unzureichend ernähren, ein erhöhtes Risiko für einen Thiaminmangel.

Wodurch kommt der Thiaminmangel bei übermäßigem Alkoholkonsum zustande?

- Da ein Großteil der täglichen Kalorien in Form von Alkohol zugeführt wird, werden thiaminhaltige Nahrungsmittel aus dem Speiseplan verdrängt.
- Alkohol wird wie Kohlenhydrate, also thiaminabhängig, verstoffwechselt, d. h. der Bedarf für Vitamin B_1 steigt an.
- Alkohol hemmt verschiedene Enzyme, die zur Verdauung und zur Aufnahme des Thiamins in die Zellen notwendig sind.

Was passiert, wenn ich zuviel aufnehme?

Da bei dem wasserlöslichen Vitamin ein Überschuß durch die Nahrungsaufnahme über die Niere ausgeschieden wird, ist eine Überversorgung mit Thiamin durch die Nahrung ausgeschlossen. Vitamin-B_1-Präparate jedoch können die Versorgung mit dem Biostoff zu einem Superlativ führen; bei einer Dosis von 100 mg pro Tag (das ist das 100fache der von der DGE empfohlenen Tagesdosis!) können bei längerer Einnahmedauer Vergiftungserscheinungen auftreten. Die Symptome einer solchen Überversorgung können sich in Kopfschmerzen, Nervosität, schnellem Puls, Schwäche, Schmerzzuständen, Schweißausbrüchen, Schläfrigkeit, Hautrötung, Jucken und Zittern äußern. Thiamin-Präparate sollten überdies im Falle einer Vitamin-B-Allergie nicht eingenommen werden. Leiden Sie unter einer Allergie gegen ein anderes B-Vitamin, müssen Sie auch bei Thiamin damit rechnen. Um eine so geartete Allergie festzustellen, ebenso um sich vor Überdosierungen zu schützen, sollte vor der Einnahme von Präparaten unbedingt der Arzt befragt werden. Dies ist auch bei einer Leber- oder Nierenerkrankung der Fall.

Da Thiamin in hohen Dosen die Wirkungsweise von Medikamenten steigert, die während einer Operation eingesetzt werden, um die Muskulatur »lahmzulegen«, sollten Sie auf jeden Fall Ihren Arzt informieren, wenn Sie Vitamin B_1 einnehmen.

Wieviel brauche ich täglich?

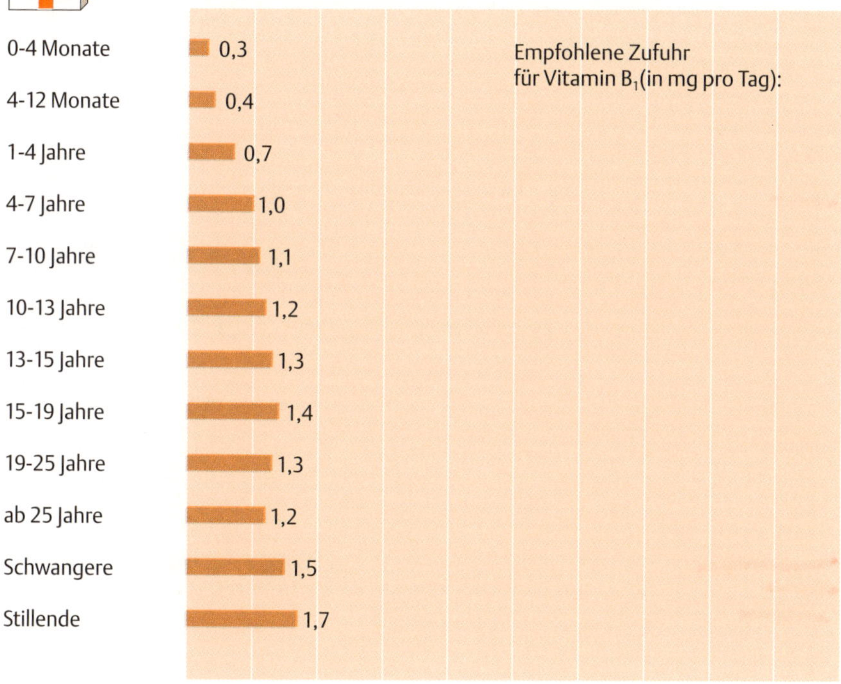

Was sind gute Quellen für Vitamin B_1?

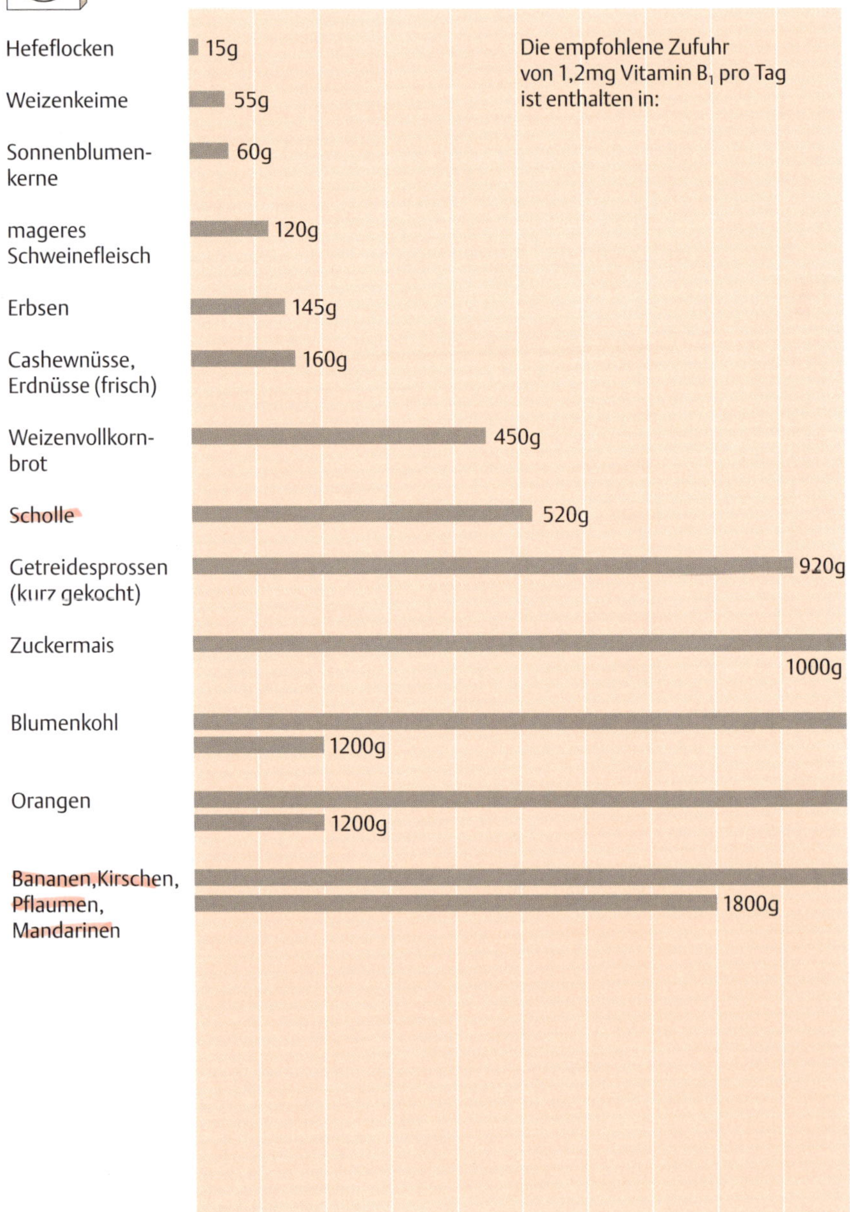

Was schadet dem Vitamin?

Hitze kann dem Vitamin sehr leicht den Garaus machen. Besonders beim Braten oder Grillen von Fleisch oder Innereien können durch die meist sehr hohen Temperaturen bis zur 85% des Thiamins »verheizt« werden. Wenn Gemüse lange gekocht oder warmgehalten wird, können bis zu 60% verlorengehen.

Obwohl dieser Biostoff im Verhältnis zu einigen anderen kein Zimperlieschen ist, sollten Nahrungsmittel licht- und feuchtigkeitsgeschützt aufbewahrt werden. Thiamin aus tierischen Nahrungsmitteln ist, da an ein Eiweiß gebunden, stabiler als aus pflanzlicher Kost. Tiefgefroren ist Thiamin sehr stabil, beim Auftauen kann es jedoch mit der »Auftauflüssigkeit« (z.B. bei Gemüse) teilweise verlorengehen.

Verluste können auch auftreten, wenn Pfirsiche oder Bohnen zusammen mit Natriumbicarbonat (zum Erhalt der Farbe) eingemacht und dann zum Konservieren erhitzt werden. Da im Getreide das meiste Thiamin in den Randschichten des Kerns und in der Hülle des fettreichen Keimlings liegt, ist bei den Mehlen des Ausmahlungsgrads 405, also bei hellen Auszugsmehlen, nicht mehr viel des Vitamins B_1 enthalten.

Tab. 1 Thiaminverluste bei der Nahrungsmittelzubereitung

Nahrungsmittel	Zubereitung/Lagerung	Verluste in %
Fleisch	braten, grillen	25–85
Brot	backen	5–35
Gemüse	in Wasser kochen	0–60
Milch	pasteurisieren	9–20
Milch	in Dosen	ca. 40
Früchte, Gemüse	Lagerung bei Raumtemperatur	0–20

Bei welchen Erkrankungen kann Vitamin B_1 helfen?

Möglich ist eine positive Wirkung in der Therapie der Gürtelrose.

Spekulativ ist die Wirkung bei Depressionen, die schmerzlindernde Wirkung, die Vorbeugung vor Müdigkeit, Insektenstichen, Reisekrankheit sowie die Verbesserung des Appetits, der Verdauung und der geistigen Frische.

Vitamin-Tips

- Kochen Sie mit einem Minimum an Wasser.
- Vermeiden Sie langes Warmhalten.
- Essen Sie jeden Tag Vollkornprodukte.
- Meiden Sie längere einseitige Diäten und solche mit weniger als 1000 kcal.
- Lagern Sie Ihre Vorräte dunkel und trocken.

Vitamin B_2: Der Energiespender

Die Visitenkarte

Da das »gelbe Enzym« Riboflavin (lateinisch flavus = gelb) zuerst aus Milch isoliert wurde, trug es einige Zeit den Namen Lactoflavin (lateinisch lac = Milch).

Da es als wasserlösliches Vitamin nicht im Körper gespeichert wird, müssen wir es täglich mit der Nahrung zuführen. Das ist in der Regel kein Problem, denn Vitamin B_2 ist eines der am weitesten verbreiteten Vitamine. Es kommt in fast allen tierischen und pflanzlichen Nahrungsmitteln vor, allerdings nur in sehr geringer Konzentration. Hefe und Leber weisen die größten Mengen auf. In unserer Ernährung spielen als Hauptlieferanten aber Fleisch, Milchprodukte, Eier und grünes Blattgemüse die größte Rolle. Milch ist eine besonders gute Quelle, da hier das Vitamin zu über 90% in freier Form vorliegt, d. h. es ist nicht wie in pflanzlichen Nahrungsmitteln an Eiweißbausteine gebunden. Die Bioverfügbarkeit (s. S. 17) von Vitamin B_2 ist also sehr hoch, d. h. ein großer Anteil des in der Milch enthaltenen Vitamins wird auch direkt in das Körperinnere aufgenommen. Wegen seiner kräftigen Farbe wird es vielen Lebensmitteln zugesetzt, um ein geschmacksversprechendes Gelb zu erzeugen. Der Zusatz (E 106) ist aber nicht immer deklariert.

Welche Wirkungen hat Vitamin B_2?

Wie alle B-Vitamine ist auch Riboflavin ein Coenzym (s. S. 12), d. h. es hilft einem Enzym bei dessen spezieller Funktion. In diesem Fall handelt es sich um ein Enzym, das für die Energiegewinnung aus Fetten, Kohlenhydraten und Proteinen zuständig ist, so daß Vitamin B_2 eine wichtige Rolle im Energiestoffwechsel hat.

Vitamin B_2 ist auch in hohen Konzentrationen in der Linse und der Hornhaut des Auges zu finden. Hier trägt es dazu bei, Oxidationsschäden durch Licht zu verhindern, die zu einer Trübung der Linse führen würden. Hieraus leitete man ab, daß durch hohe Gaben des Vitamins das Risiko, an Katarakt, also dem Grauen Star, zu erkranken, vermindert werden könnte. Diese Vermutung konnte aber bislang nicht bestätigt werden.

Riboflavin ist auch für den Erhalt der Schutzschicht zuständig, die die Nervenbahnen umhüllen.

Wie äußert sich ein Mangel?

Eine klassische Mangelkrankheit bei einer unzureichenden Zufuhr an Riboflavin gibt es nicht. Natürlich bleibt dennoch ein Mangel nicht ohne Folgen, da das Vitamin an vielen wichtigen Stoffwechselfunktionen beteiligt ist. Die Mangelsymptome sind aber eher unspezifisch und können auch mit anderen Mangelzuständen in Zusammenhang stehen. Es kann zu Entzündungen des Zahnfleisches, der Zunge und der Lippen kommen und zu den sogenannten Mundwinkelrhagaden (feine Einrisse in den Mundwinkeln). Die Haut, insbesondere in den Augenwinkeln und im Bereich von Nase und Mund, kann schuppen, gerötet sein und jucken. Auch Konzentrationsschwäche, Zittern und ein »Sandkorngefühl« im Auge kann die Folge eines Vitamin-B_2-Mangels sein.

Wer hat ein erhöhtes Risiko für einen Mangel?

Ein erhöhtes Risiko haben, wie bei den meisten anderen Vitaminen auch, all jene Menschen, die sich mangel- oder fehlernähren: *Menschen mit hohem Alkoholkonsum, Patienten mit Stoffwechselstörungen*, Menschen, die längerfristig oder auch öfter *einseitige Diäten* machen (insbesondere Diäten mit weniger als 1000 kcal) und *Drogenabhängige*. Auch eine *Phototherapie*, wie sie bei Neugeborenen zur Behandlung der Gelbsucht eingesetzt wird, kann das Vitamin zerstören und damit einen Mangel verursachen. Dieser wird jedoch durch die Muttermilch, solange die Mutter gut versorgt ist, wieder ausgeglichen. Einen erhöhten Bedarf und damit auch ein erhöhtes Risiko, in eine Mangelsituation zu geraten, haben *Schwangere* und *Stillende*. Da Vitamin B_2 den Kohlenhydrat-, Fett- und Eiweißhaushalt reguliert, sollten *Sportler* und *Schwerarbeiter* ein wachsames Auge auf ihre Vitamin-B_2-Versorgung richten: unter starker Belastung deckt die Muskulatur einen Teil ihres Energiebedarfs durch Kohlenhydrate, die der Körper selbst aus Fett herstellen kann. Und hierfür ist Riboflavin notwendig. Diese Menschen sollten unbedingt darauf achten, daß sie mindestens die von der Deutschen Gesellschaft für Ernährung empfohlene Menge an Vitamin B_2 täglich zuführen. Das gleiche gilt für *Raucher*.

Was passiert, wenn ich zuviel aufnehme?

Eine Dosierung über den Bedarf hinaus ist völlig unbedenklich. Selbst in höchsten Dosen verabreicht, verursacht Vitamin B_2 keine Nebenwirkungen; lediglich zu einer Dunkelfärbung des Urins kann es kommen. Beschwerden treten nur dann auf, wenn Menschen eine Allergie gegen das Vitamin haben (was nur sehr selten vorkommt) oder trotz einer gestörten Nierenfunktion Vitamin B_2 in hohen Dosen einnehmen. Daher sollten Patienten mit chronischem Nierenleiden auf keinen Fall ohne ärztliches Anraten Riboflavin-Präparate einnehmen, da die Entgiftung, also die Ausscheidung über den Urin, nicht sichergestellt ist.

Wieviel brauche ich täglich?

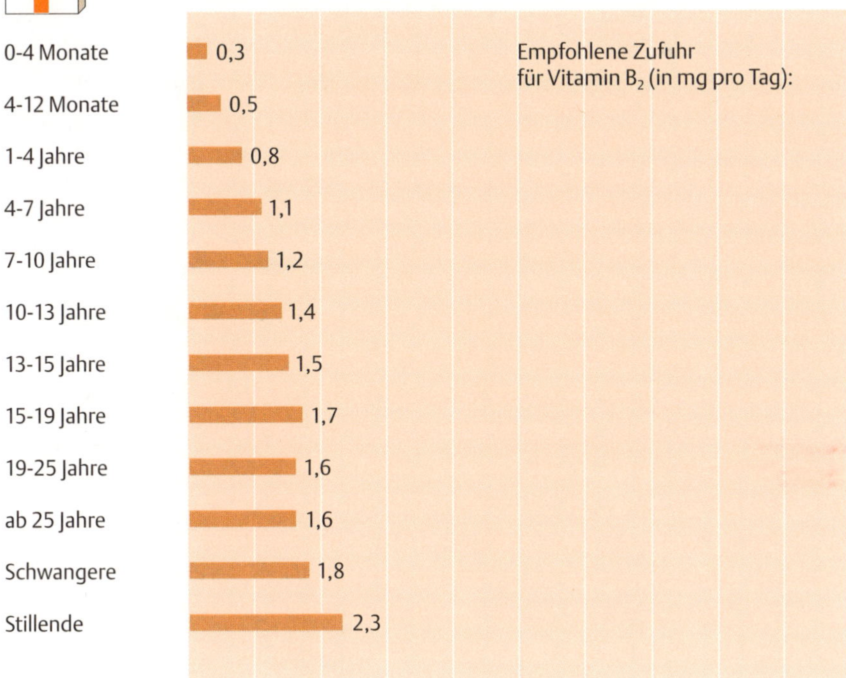
Empfohlene Zufuhr
für Vitamin B2 (in mg pro Tag):
0-4 Monate 0,3
4-12 Monate 0,5
1-4 Jahre 0,8
4-7 Jahre 1,1
7-10 Jahre 1,2
10-13 Jahre 1,4
13-15 Jahre 1,5
15-19 Jahre 1,7
19-25 Jahre 1,6
ab 25 Jahre 1,6
Schwangere 1,8
Stillende 2,3

Was sind gute Quellen für Vitamin B_2?

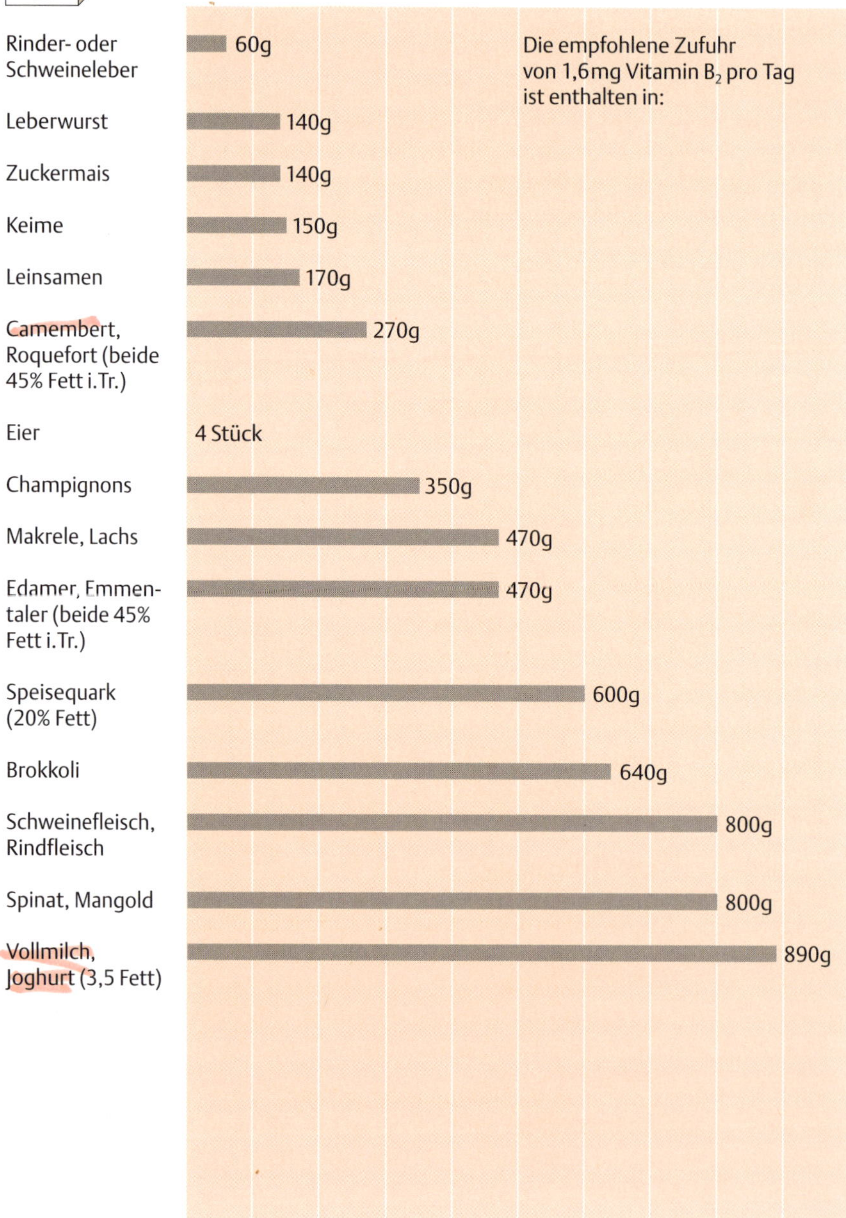

Was schadet dem Vitamin?

Manche mögen's heiß. So ist auch Riboflavin gegen Hitze äußerst unempfindlich. Allerdings reagiert es dafür um so stärker auf Licht, und einem dem Tageslicht ausgesetzten Nahrungsmittel können dadurch enorme Verluste zugefügt werden. Milch in durchsichtigen Glasflaschen verliert innerhalb von 2 Stunden 85% ihres Vitamin-B_2-Gehaltes, wenn sie dem Tageslicht ausgesetzt ist. Ebenfalls erleidet Obst große Riboflavinverluste, wenn es beispielsweise in der Sonne getrocknet wird.

Auch der gutgemeinte Zusatz von Natriumbicarbonat zum Kochwasser, der dem Auge (das ja bekanntlich mitißt) einen frischeren Eindruck von gegartem Gemüse bieten soll, beschleunigt den Abbau von Riboflavin.

Da bei der Herstellung von Getreideprodukten (Cornflakes, Müsli etc.) Verluste entstehen, wird ihnen zum Ausgleich oft Vitamin B_2 zugesetzt. Das muß auf der Verpackung angegeben werden.

Bei welchen Erkrankungen kann Vitamin B_2 helfen?

Möglich sind Wirkungen in der Behandlung von Infektionen und bei Verbrennungen.

Spekulativ ist die Wirkung bei verschiedenen Augen- und Hauterkrankungen, als Schutzfaktor vor Krebs und vor den Auswirkungen von Streß. Spekulativ ist ebenso die Stimulation des Haarwuchses und die Verbesserung des Sehvermögens.

Vitamin-Tips

Was Sie bei der Einnahme von Vitamintabletten beachten sollten:

Bei Nierenerkrankungen immer den Arzt befragen, bevor hohe Dosen von Riboflavin eingenommen werden. Das gilt übrigens ebenso für alle anderen Vitamine.

Praktische Tips für die Küche

- Verwenden Sie nur Milch aus Kartons, undurchsichtigen Schläuchen oder dunklen Glasflaschen. Hier halten sich die Vitamin-B_2-Verluste in Grenzen.
- Da die Gabe von Backpulver das Riboflavin im Mehl zerstört, sollte öfter mal ein Hefeteig in den Ofen. Außerdem ist Hefe als Alternative auch für andere B-Vitamine ein wahrer Quell.
- Auch hefetrübes Bier kann wegen des hohen Riboflavingehaltes in der Hefe einen Beitrag zur Gesundheit leisten. Natürlich sollte sich der Konsum in Grenzen halten, da regelmäßiger Alkoholkonsum wiederum das Risiko eines Mangels erhöht.

Niacin: Treibstoff für die grauen Zellen

Die Visitenkarte

Niacin ist der Sammelbegriff für Nicotinsäure und Nicotinamid (mit dem Nikotin des Tabaks haben beide Verbindungen nur den Namen gemeinsam). Niacin ist ein weiterer wasserlöslicher Vertreter aus dem B-Komplex. Die Nicotinsäure findet sich vor allem in pflanzlichen, das Nicotinamid in tierischen Nahrungsmitteln. Unsere Hauptquellen sind Geflügel, Leber, Hefe, Nüsse und Hülsenfrüchte. Der Körper kann das Vitamin jedoch auch selbst herstellen: um 1 mg zu produzieren, braucht er aber 60 mg der Ausgangssubstanz Tryptophan, einer Aminosäure.

Welche Wirkungen hat Niacin?

Ähnlich wie die Pantothensäure (s. S. 90ff.) in das lebenswichtige Coenzym A eingebaut wird, so geht das Niacin in die Coenzyme NAD und NADP ein. Sie haben vielfältige und außerordentlich wichtige Funktionen im gesamten Stoffwechsel, indem sie Wasserstoff von einem Reaktionspartner auf den anderen übertragen. Ferner ist das Niacin am Kohlenhydrat-, Eiweiß und Fettstoffwechsel beteiligt. Aber auch auf die Haut hat es einen großen Einfluß: es hilft bei der Kollagen- und Pigmentbildung, reguliert die Einwirkung der UV-Strahlen auf die Haut und steuert den Feuchtigkeitshaushalt und die Verhornung der obersten Hautschichten. Im Nervensystem sorgt Niacin dafür, daß das Gehirn »richtig arbeitet«: Es steuert die Bildung der sog. Neurotransmitter, also von Reizüberträgerstoffen im Gehirn (z. B. Adrenalin). Außerdem kann Niacin die Blutgefäße erweitern und damit eine störungsfreie Gehirndurchblutung ermöglichen.

Wie äußert sich ein Mangel?

Als Kolumbus von seiner Entdeckungsreise aus Amerika Mais nach Europa brachte, hatte er auch die »Pellagra«, die klassischen Niacin-Mangelkrankheit im Schlepptau. Diese an Lepra erinnernde »Rauhe Haut« war jedoch keineswegs, wie anfangs vermutet, ein Ergebnis von verdorbenem Mais, sondern die Folge eines Niacinmangels. 1735 wurde diese Erkrankung in Spanien erstmals beobachtet, aber erst 240 Jahre später endgültig besiegt, nachdem sie weltweit über Jahrhunderte ihre Opfer gefordert hatte. Betroffen waren meistens ärmere Bevölkerungsschichten oder Länder in Krisenzeiten, wo außer Mais kaum andere Nahrungsmittel zur Verfügung standen.

Wie kam es nun zu dieser Mangelkrankheit? In Mais ist zwar Nicotinsäure enthalten, sie ist aber so gebunden, daß der menschliche Körper sie nicht aufnehmen kann. Verblüffend war die Feststellung, daß Menschen in Zentralamerika (Mexico, Peru) keine Pellagra bekamen, obwohl Mais in weiten Bereichen das Hauptnahrungsmittel war. Später kam man dahinter, daß die langgehegte Tradition, die aus Mais hergestellten Tortillas und anderes Fladengebäck vor der Verarbeitung mit Kalkwasser zu versetzen, dazu führt, daß das Niacin gelöst und so dann doch vom Körper aufgenommen werden kann.

Welches sind die Mangelsymptome?

Eine unzureichende Versorgung zeigt von dem »Anfangsstadium« bis hin zu schweren Mangelerscheinungen Symptome, die in ihrer Stärke sehr unterschiedlich sein können. Durch Ausfälle am Nervensystem können Schwindel, Kopfschmerzen, Nervosität, Ängstlichkeit, Vergeßlichkeit und Verwirrung auftreten. Störungen des Magen-Darm-Traktes wie Verdauungsstörungen, Bauchschmerzen, Übelkeit, Erbrechen und Gewichtsverlust kommen hinzu. Weiterhin treten Mundtrockenheit, Taubheitsgefühle der Extremitäten und Brennen am ganzen Körper auf.

Bei einem schweren Mangel bildet sich die klassische Niacin-Mangelkrankheit Pellagra aus. Hier verstärken sich die oben genannten Symptome; dazu kommen Hautveränderungen bishin zu schweren Hautschäden, vor allem an strapazierten Körperstellen wie Handgelenken, Nacken und Ellbogen, sowie an sonnenexponierten Stellen wie Nacken und Halsdreieck. Schwere Entzündungen der Mund- und der Zungenschleimhaut gesellen sich hinzu, und Übelkeit und Erbrechen verstärken sich. Lähmungserscheinungen, insbesondere an den Beinen, sind möglich. In schweren Formen führt die Krankheit zum Tode.

Wer hat ein erhöhtes Risiko für einen Mangel?

Patienten mit *Erkrankungen der Verdauungsorgane*, insbesondere des Zwölffingerdarms, haben ein erhöhtes Risiko für einen Mangel, da die Resorption behindert ist. Auch Menschen, die an einer *Leberzirrhose* erkrankt sind, müssen auf einen Teil ihres Speichers verzichten und haben häufiger Mangelerscheinungen. Kinder mit verschiedenen *seltenen Stoffwechselerkrankungen* gehören ebenfalls in die Risikogruppe. *Ältere Men-*

schen sind je nach Lebensumständen einer möglichen unzureichenden Versorgung mit Niacin ausgesetzt. Durch soziale Isolation, Geldmangel oder Altersgebrechlichkeit ist der Versorgungszustand nicht immer optimal. Einen erhöhten Bedarf haben *Schwangere* und *Stillende*. Der Bedarf steigt auch bei *großflächigen Verbrennungen und Verletzungen* der Haut, weil durch den Heilungsprozeß mehr Niacin verbraucht wird. Auch *Sportler* und *Menschen mit schweren körperlichen Belastungen* haben einen ständigen Mehrbedarf an Niacin, ebenso wie Menschen mit übermäßigem *Alkohol-*, *Nikotin-* und *Drogenkonsum*. Patienten, die *Antidiabetika* einnehmen, benötigen ebenfalls mehr Niacin, da diese Medikamente das Vitamin in seiner Wirkung blockieren.

Wieviel brauche ich täglich?

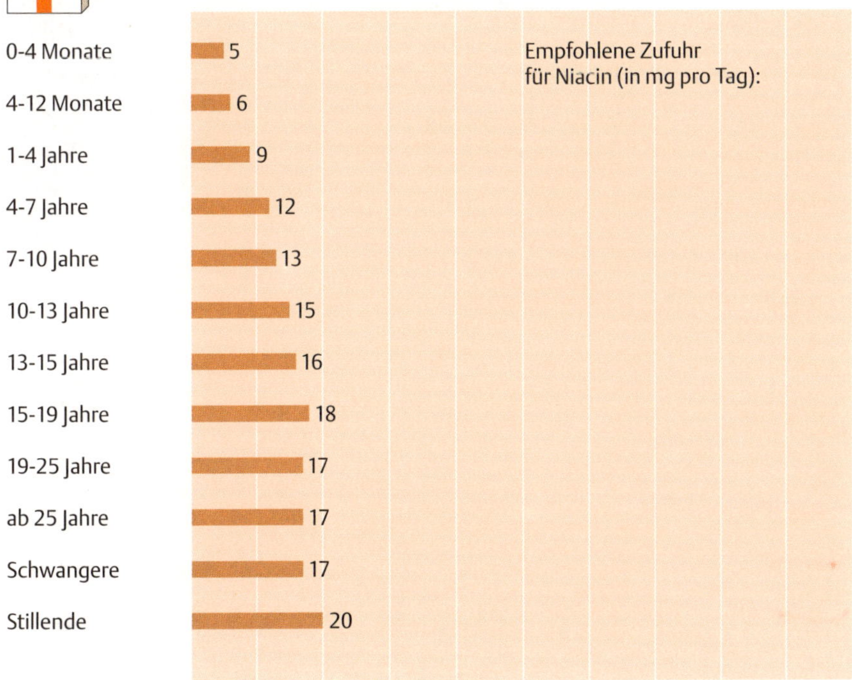

Was sind gute Quellen für Niacin?

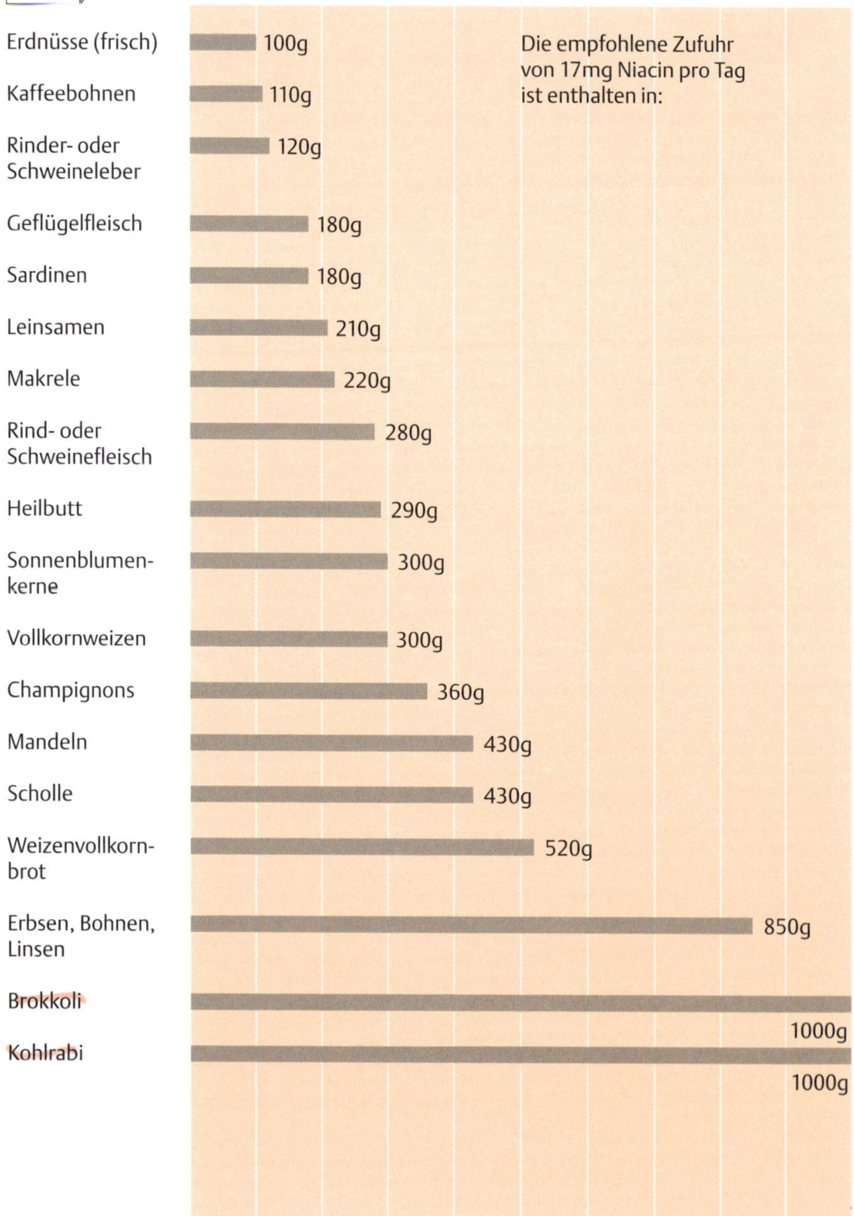

Was passiert, wenn ich zuviel aufnehme?

Sehr große Mengen Niacin über einen längeren Zeitraum hinweg können Vergiftungserscheinungen unterschiedlicher Art hervorrufen. Eine ernährungsbedingte Überdosierung ist nicht möglich, die Nebenwirkungen treten als Folge der Einnahme von hochdosierten Präparaten auf. Es können Müdigkeit, Muskelkrämpfe, Durchfall, Schwäche, ein hoher Blutzuckerspiegel, Schweißausbrüche, Herzrhythmusstörungen, Kopfschmerzen und Schwindelgefühl auftreten. Es sollte also vor einer Supplementierung (Gabe von Präparaten) immer der Arzt befragt werden!

Was schadet dem Vitamin?

Niacin ist ein äußerst stabiles Vitamin, so daß die Verluste bei Lagerung und Zubereitung nur gering sind.

Bei welchen Erkrankungen kann Niacin helfen?

Möglich ist eine Senkung von Cholesterin und Triglyceriden im Blut bei Fettstoffwechselstörungen, die Verringerung von Ohrgeräuschen und die Vorbeugung von Kopfschmerzen im Zusammenhang mit dem Prämenstruellen Syndrom.

Spekulativ ist die Vorbeugung von Herzinfarkt, von Reisekrankheit, Migräneattacken und von Erkrankungen, die auf Luftverschmutzung zurückgeführt werden. Auch die Wirkung bei Depressionen und bei sexueller Lustlosigkeit sind eher unsicher.

Vitamin-Tips

- Niacin setzt sich aus zwei verschiedenen Bestandteilen zusammen, die in jeweils unterschiedlichen Nahrungsmitteln zu finden sind: Nicotinsäure in pflanzlichen und Nicotinamid in tierischen Produkten. Wer sich vegetarisch ernährt, der kann auf niacinangereicherte Produkte (Frühstücksflocken aller Art) zurückgreifen. In den USA ist ein Niacinzusatz in fast allen Getreideprodukten gesetzlich vorgeschrieben!

- Für Kaffeetrinker: eine Tasse frischgebrühter Kaffee enthält 1–2 mg Nicotinsäure. Damit ist bereits ein kleiner Teil des täglichen Bedarfs gedeckt. Natürlich sollte deshalb aber nicht der Kaffeekonsum maßlos gesteigert werden. Sie wissen ja: ein Zuviel ist fast immer schädlich.

Vitamin B_6: Biostoff für gutes Gedeihen

Die Visitenkarte

Das Vitamin B_6 war das dritte der 1934 als Angehöriger des Vitamin-B-Komplexes identifizierten Vitamine. Es war nicht einfach, unter den mit so ähnlichen Wirkungsweisen ausgestatteten B-Vitaminen die jeweilige Substanz zu isolieren und zu bestimmen. Je mehr Zugehörige dieser wasserlöslichen Vitamin-Familie allerdings »gemeldet« waren, desto gezielter konnte nach anderen gesucht werden, da die bereits bekannten aus dem erforschten Nahrungsmittel entweder herausgenommen oder ausschließlich darin enthalten blieben. So wurde aus- und einsortiert, um das noch unbekannte Vitamin zu entlarven.

Wie können wir uns das bei Vitamin B_6 vorstellen? 1926 wurde in der Forschung eine Rattenkrankheit beschrieben, die auftrat, wenn in der Nahrung Bestandteile des Vitamin-B-Komplexes fehlten. Identifiziert waren bis dahin Vitamine B_1 und B_2. Aber selbst wenn diese in der Nahrung vertreten waren, kamen die beobachteten Krankheitssymptome trotzdem zum Vorschein! Es mußte da also noch mindestens ein weiterer B-Abkömmling sein. Heraus kam zunächst ein Duo zwischen den Vitaminen B_6 und der Pantothensäure. Zunächst wurde die Struktur des Vitamin B_6 und Jahre später die der Pantothensäure analysiert.

Wie auch bei anderen Vitaminen aus dem B-Komplex handelt es sich bei Vitamin B_6 nicht um eine einheitliche Substanz, sondern um drei verschiedene Verbindungen: Pyridoxin, Pyridoxal und Pyridoxamin werden kurz als Vitamin B_6 bezeichnet. In der Fachsprache ist auch der Name Pyridoxin als Oberbegriff für alle 3 Verbindungen gängig. Das Vitamin B_6 ist in pflanzlichen als auch in tierischen Nahrungsmitteln weit verbreitet.

Welche Wirkungen hat Vitamin B_6?

Wie auch alle anderen B-Vitamine hat Pyridoxin die Funktion eines Coenzyms. Es katalysiert zahlreiche Reaktionen im Aminosäure- und Eiweißstoffwechsel und regelt die Verteilung der einzelnen Eiweißbausteine im Körper. Aber auch im Fettstoffwechsel ist es aktiv, und so manches Hormon entsteht unter seinem Einfluß. Indirekt hilft Vitamin B_6 der Muskulatur bei seiner Tätigkeit, da es hier den Eiweißaufbau fördert. Es ist auch an der Zellteilung beteiligt und sorgt so für ein gesundes Wachstum und den normalen Ablauf der Schwangerschaft. Auch das Immunsystem erfährt Unterstützung durch das Pyridoxin, indem es die verschiedenen Zellen der körpereigenen Abwehr stimuliert.

Wie äußert sich ein Mangel?

Bei normaler und ausgewogener Kost ist ein Vitamin-B_6-Mangel sehr unwahrscheinlich. Unter »ausgewogen« ist allerdings kein Speiseplan zu verstehen, der hauptsächlich durch das Angebot vom Fast-Food-Laden um die Ecke diktiert wird. Die meisten Vitamin-B_6-Mangelzustände sind krankheitsbedingt (siehe »Wer hat ein erhöhtes Risiko für einen Mangel?«). Eine klassische Vitamin-B_6-Mangelkrankheit gibt es allerdings nicht. Die Symptome bei unzureichender Zufuhr sind wissenschaftlich nur schwer zu erfassen und sind eher allgemeiner Natur: Müdigkeit, Konzentrationsschwäche, Gereiztheit und Nervosität können auftreten ebenso wie Gleichgewichtsstörungen, Muskelkrämpfe und Störungen der Zungenbeweglichkeit, die zu Artikulationsstörungen führen können. Bei stärker ausgeprägtem Mangel bilden sich Nierensteine, und bei Säuglingen sind in seltenen, sehr schweren Fällen Gehirnkrämpfe und schwere Blutarmut möglich.

Wer hat ein erhöhtes Risiko für einen Mangel?

Schwangere, Stillende und *ältere Menschen* brauchen mehr Vitamin B_6. *Übermäßiger Alkoholkonsum* und *Nikotin* führen schnell zu einem Vitamin-B_6-Notstand (Alkohol verhindert, daß das Vitamin an einen Eiweißträger gebunden und so vor der Ausscheidung bewahrt wird). Auch Anwender stark energiereduzierter oder einseitiger *Diäten* haben ein erhöhtes Risiko für einen Mangel. Bei einer Reihe von *Darmerkrankungen* (z.B. chronische Entzündungen) ist die Aufnahme des Vitamins gestört. Der Bedarf steigt bei Patienten mit *großflächigen Hautverletzungen* und *Verbrennungen*, da hier für die Bildung von neuem Gewebe (Eiweiß- und Aminosäurestoffwechsel) mehr Vitamin B_6 gebraucht wird. Ähnliches gilt für *Menschen, die extrem viel Eiweiß aufnehmen*, z.B. Body-Builder, die spezielle Eiweißergänzungspräparate zum verstärkten Muskelaufbau einnehmen. Auch Frauen, die die *Pille* schlucken, und Anwender bestimmter *Medikamente* (z.B. Immunsuppressiva, Tuberkulosemedikamente, Antibiotika, Antidepressiva sowie Präparate, die die Karzinombildung und -ausbreitung hemmen) haben durch eine gesteigerte Stoffwechselaktivität einen erhöhten Bedarf.

Was passiert, wenn ich zuviel aufnehme?

Keine Regel ohne Ausnahme: Obwohl Vitamin B_6 zu den wasserlöslichen Vitaminen gehört, die normalerweise über die Niere ausgeschieden werden, kann es hier zu Vergiftungserscheinungen kommen. Dazu sind allerdings sehr hohe Dosen notwendig, die man nur in Form von Präparaten zuführen kann. Wird das Vitamin über mehrere Monate oder gar Jahre in überdosierter Form genommen, kommt es zu Unverträglichkeitserscheinungen wie Taubheitsgefühlen in Händen und Füßen, die bei fortschreitender Entwicklung sogar zu Arbeitsunfähigkeit und zu irreparablen Schädigungen der Nerven führen können. Bei Schwangeren können hochdosierte Präparate fruchtschädigend wirken, und auch Stillende sollten von einer extrem hohen Zufuhr von Vitamin-B_6-Präparaten absehen.

Wieviel brauche ich täglich?

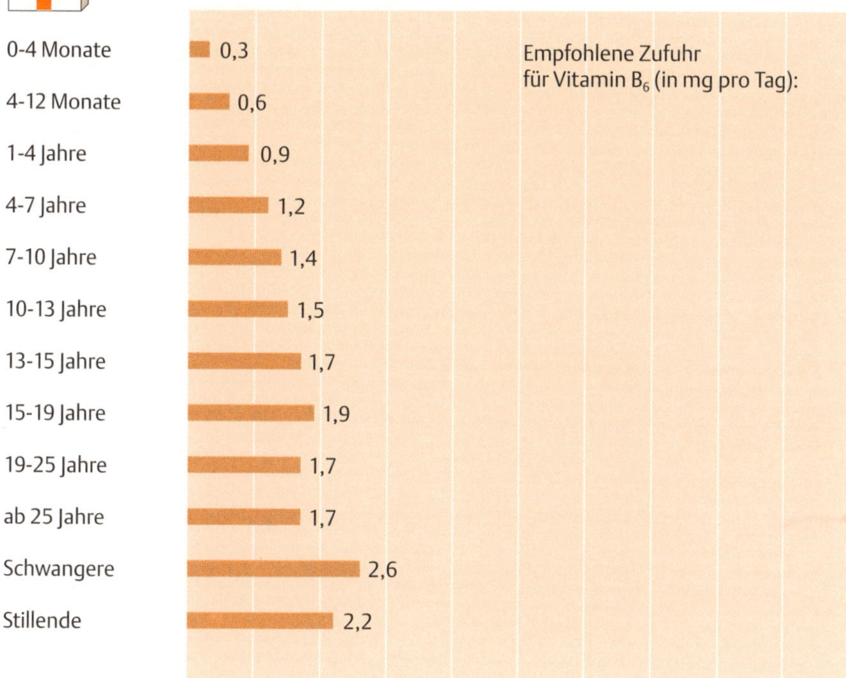

Was sind gute Quellen für Vitamin B_6?

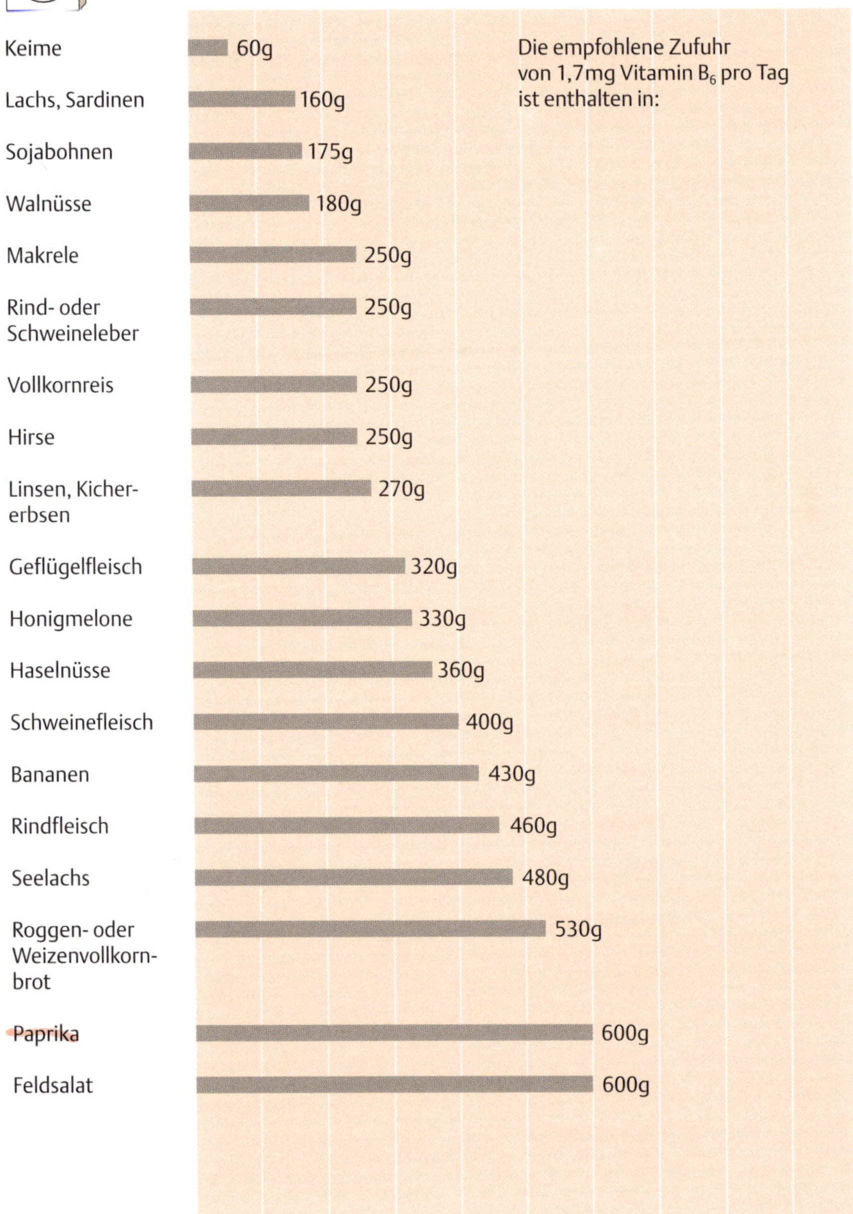

Was schadet dem Vitamin?

Da das Vitamin B_6 wasserlöslich ist, sollte es beim Waschen und Zubereiten vor großen Wassermengen geschützt werden. Langanhaltende Hitze schadet ebenso wie Eiseskälte: langes Braten und Kochen zerstört das Vitamin, Einfrieren von Gemüse reduziert den Gehalt bis auf die Hälfte. Eine Lebensmittelbehandlung durch Sterilisation (Milch) läßt dem Vitamin B_6 keine Überlebenschance. Dies stellte vor nahezu 50 Jahren einige Ärzte in den USA vor ein zunächst unlösbares Problem: In einer Kinderklinik litten zahlreiche Säuglinge unter Erbrechen und Gewichtsverlust, Übererregbarkeit und Muskelkrämpfen. Schließlich wurde die Ursache gefunden: Durch die Sterilisation der Trockenmilch hatte die Babynahrung den gesamten Vitamin-B_6-Gehalt verloren. Seitdem ist nur noch mit Vitamin B_6 angereicherte Trockenmilch im Handel.

Bei welchen Erkrankungen kann Vitamin B_6 helfen?

Möglich ist eine Wirkung beim Karpaltunnel-Syndrom (eine Nerveneinklemmung im Handgelenk, die zu Taubheit und Schmerzen der Finger führt).

Spekulativ ist die Wirkung beim Prämenstruellen Syndrom, bei Depressionen, bei Migräne, Schwindel, Nerven- und Muskelerkrankungen. Ungesichert ist auch der positive Einfluß auf den Cholesterinspiegel, auf den Alterungsprozeß, auf das Sehvermögen sowie die Wirkung auf Diabetes.

Vitamin-Tips

- Wässern von Obst und Gemüse schadet mehr als es nutzt. Kurzes Abspülen und gegebenenfalls Abreiben der Oberfläche mit einer kleinen Bürste ist vitaminschonender.
- Kochen Sie Gemüse nur in geringen Wassermengen.
- Verwenden Sie das Gemüsekochwasser weiter, denn hier sind große Mengen des nach dem Kochvorgang ausgespülten Vitamins enthalten.

- Tiefkühlgemüse kann zwar in hektischen Zeiten eine Erleichterung in der Küche sein, in der Regel sollte aber frisches Gemüse auf den Tisch kommen.
- Verzichten Sie möglichst auf Gemüse- und Obstkonserven. Sie haben die schlechteste Vitamin-B_6-Bilanz, denn es ist kaum mehr als ein Viertel des ursprünglichen Gehaltes zu finden.
- Reichern Sie gerade im gemüsearmen Winter Ihren Speiseplan mit vielen Vollkornprodukten und Nüssen an.

Folsäure: Wachstumsgarant der Zelle

Die Visitenkarte

Die Entdeckung der Folsäure

1930 traten in Indien viele Fälle von Schwangerschaftsanämien, also Blutarmut, auf, die an ein anderes Krankheitsbild, nämlich an die sog. »perniziöse Anämie« erinnerten. Diese war jedoch schon damals als eine Erkrankung bei Vitamin-B_{12}-Mangel bekannt. Man stellte fest, daß diese nun neu aufgetretene Blutarmut sich sehr gut durch die Gabe von Hefe- und Leberextrakten heilen ließ, die bei der perniziösen Anämie jedoch ohne Wirkung bleiben. Nach genauen Untersuchungen von Leber und Hefe fand man dann schließlich die Folsäure. Der Name für diese Neuentdeckung wurde gefunden, als man schon bald darauf feststellte, daß dieses Vitamin in großen Mengen in Blattgemüsen vorkommt (lateinisch folium = das Blatt).

Mittlerweile sind eine ganze Reihe verschiedener Substanzen mit gleicher Wirkungsweise bekannt, die alle unter dem Begriff Folate zusammengefaßt werden.

Folate sind in unseren Nahrungsmitteln weit verbreitet. Neben Leber und Hefe sind viele Gemüsearten, Vollkornprodukte, Fleisch und einige Käsearten gute Vitaminquellen. Es kommt aber nicht nur auf die Menge, sondern auch auf die Form der verschiedenen Folate an: Kommen sie »einzeln« als sog. Monoglutamat vor (an ein Molekül der Aminosäure Glutamat gebunden), dann wird die Folsäure zu fast 100% aus dem Körper aufgenommen. Im größeren Verbund, als sog. Polyglutamat (mit vielen Glutamatmolekülen verbunden), kann sie nur zu etwa 20% resorbiert werden.

Welche Wirkungen hat die Folsäure?

Die Folsäure ist an vielen lebenswichtigen Stoffwechselvorgängen beteiligt: Die Folsäure trägt die genetische Erbinformation von Zelle zu Zelle, so daß ohne sie keine Zellteilung und -vermehrung möglich wäre. Sie hat wichtige Funktionen im Eiweißstoffwechsel und ist damit maßgeblich an allen Wachstums- und Entwicklungsprozessen im Körper beteiligt. Zusammen mit Vitamin B_{12} greift sie in die Blutbildung, insbesondere in die Entstehung der roten Blutkörperchen, ein. Ihr »Arbeitsplatz« ist hier das Knochenmark, für dessen optimale Funktion sie sorgt. Auch für eine gesunde Nerventätigkeit trägt Folsäure die Verantwortung.

Wie äußert sich ein Mangel?

Der Folsäuremangel ist ein weltweit verbreitetes Problem. Mangelerscheinungen kommen in den Entwicklungsländern aufgrund einer generellen Unterernährung, aber auch in den Industrieländern als Ergebnis einer einseitigen Ernährungsweise vor. Auch spielen hier wirtschaftliche Gründe bei finanziell schlechter gestellten Bevölkerungsschichten eine Rolle. Einseitige Ernährung kann dergestalt sein, daß wenig Gemüse und Obst verzehrt wird und kaum frische Nahrungsmittel, sondern stark verarbeitete Produkte auf den Tisch kommen. Und hier ist oft nichts mehr von dem sehr empfindlichen Vitamin enthalten.

Die ersten Mangelsymptome sind unspezifisch und äußern sich in Müdigkeit, Reizbarkeit, Konzentrationsschwäche und Appetitlosigkeit. Da Folsäure eine große Bedeutung für alle sich schnell teilenden Zellen hat, treten bei ihnen die Mangelerscheinungen auf. Am stärksten betroffen ist das Blut: Das Knochenmark bildet weniger Blutkörperchen, andere Blutzellen sind vergrößert und nicht ausgereift. Eine hohe Teilungsrate haben auch die Schleimhautzellen, so daß es zu Entzündungen im Mund und an der Zunge sowie zu Störungen der Magen-Darm-Schleimhaut kommen kann. Bauchschmerzen, Übelkeit und Durchfälle sind die Folge. Auch Haarausfall und Hautveränderungen kommen vor.

Tritt ein Mangel in der Schwangerschaft auf, kann es zu Frühgeburten und Mißbildungen bei Neugeborenen kommen, da der Fötus durch sein starkes Wachstum auf eine gute Folsäureversorgung angewiesen ist (s. a. »Wer hat ein erhöhtes Risiko für einen Mangel?«). Die Schwangere leidet an einer »Schwangerschaftsanämie« mit den oben beschriebenen Veränderungen der Blutzellen.

Wer hat ein erhöhtes Risiko für einen Mangel?

Menschen mit *Erkrankungen an den Verdauungsorganen* geraten leicht in eine Folsäuremangelsituation, weil sie das Vitamin im Körper nicht ausreichend verwerten können. Auch *Erkrankungen, die einen erhöhten »Zellumsatz«* bedingen (z. B. Krebs, Blutarmut, verschiedene Hauterkrankungen), führen leicht in einen Mangel, da hierfür vermehrt Folsäure gebraucht wird. *Personen*, die *Medikamente* einnehmen (z. B. bei Krebs, Epilepsie, Infektionen) sowie *Dialysepatienten* haben ebenfalls ein erhöhtes Risiko für einen Folatmangel. Bestimmte Medikamente, z. B. das bei Blasen- und Nierenentzündungen eingesetzte Cotrimoxazol, wirkt als Folsäureantagonist, d. h. es hemmt die Wirkung des Vitamins. *Junge Frauen*, die dieses Präparat einnehmen, sollten sich vorübergehend ein Folsäure-Präparat verschreiben lassen. *Ältere Menschen* leiden ebenfalls eher unter einem Folatmangel als jüngere, da die Vitaminversorgung allgemein mit zunehmendem Alter schwierig wird: Geldmangel, soziale Isolation, verminderter Appetit gepaart mit einer verstärkten Gebrechlichkeit können hier die Ursachen sein. Auch *Alkoholiker* oder *Drogenabhängige* sind einem ständigen Folsäuremangel ausgesetzt. Häufig durchgeführte *gewichtsreduzierende Diäten* verursachen, da sie leider oftmals einseitig sind, einen Folatmangel. Fällt Ihre Entscheidung zugunsten der schlanken Linie aus, dann sollte die Vitaminversorgung gewährleistet sein – fragen Sie Ihren Hausarzt! Auch all jene, die sich im Heilungsprozeß nach einer kürzlich erlittenen *Hautverletzung* oder *Verbrennung* befinden, sollten einem Mangel an Folsäure durch Supplementierung vorbeugen.

Eine besonders kritische Versorgungssituation stellt die *Schwangerschaft* dar: da der Folsäurebedarf des wachsenden Fötus sehr hoch ist, verdoppelt sich der Tagesbedarf der werdenden Mutter. Da bereits bei Schwangerschaftsbeginn bei Frauen oft ein leichter Folsäuremangel besteht (Pille!), kommt es auch rasch zu Defiziten beim heranwachsenden Fötus. Dies kann zu schweren Störungen in der Entwicklung des Nervensystems, dem Neuralrohrdefekt (»offener Rücken«) führen. Aus diesem Grund wird in verschiedenen Ländern (z. B. den USA) eine generelle Supplementierung von Folsäure bei Frauen empfohlen, bei denen ein Kinderwunsch besteht. Auch *Stillende* haben einen erhöhten Bedarf.

Was passiert, wenn ich zuviel aufnehme?

Über die Nahrung oder über Präparate aufgenommene Folsäure ruft beim Menschen auch bei hoher Zufuhr keine Nebenwirkungen hervor. Allerdings sollte man mögliche Wechselwirkungen mit antiepileptischen Medikamenten berücksichtigen. Sehr hohe Dosen von Folsäure (Präparate) können den gegen die Krampfleiden gegebenen Medikamenten entgegenwirken, so daß sich die Häufigkeit von epileptischen Anfällen erhöhen kann. Außerdem können hohe Folsäuredosen die Verwertung des Spurenelementes Zink beeinträchtigen.

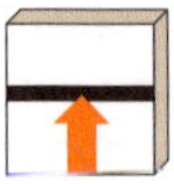

Wieviel brauche ich täglich?

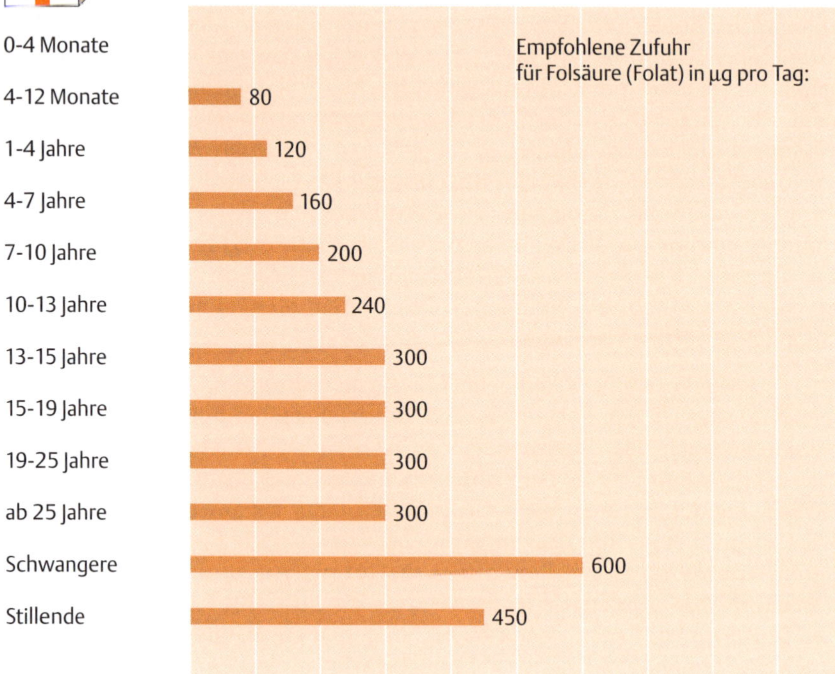
Empfohlene Zufuhr
für Folsäure (Folat) in µg pro Tag:
0-4 Monate
4-12 Monate 80
1-4 Jahre 120
4-7 Jahre 160
7-10 Jahre 200
10-13 Jahre 240
13-15 Jahre 300
15-19 Jahre 300
19-25 Jahre 300
ab 25 Jahre 300
Schwangere 600
Stillende 450

Was sind gute Quellen für Folsäure?

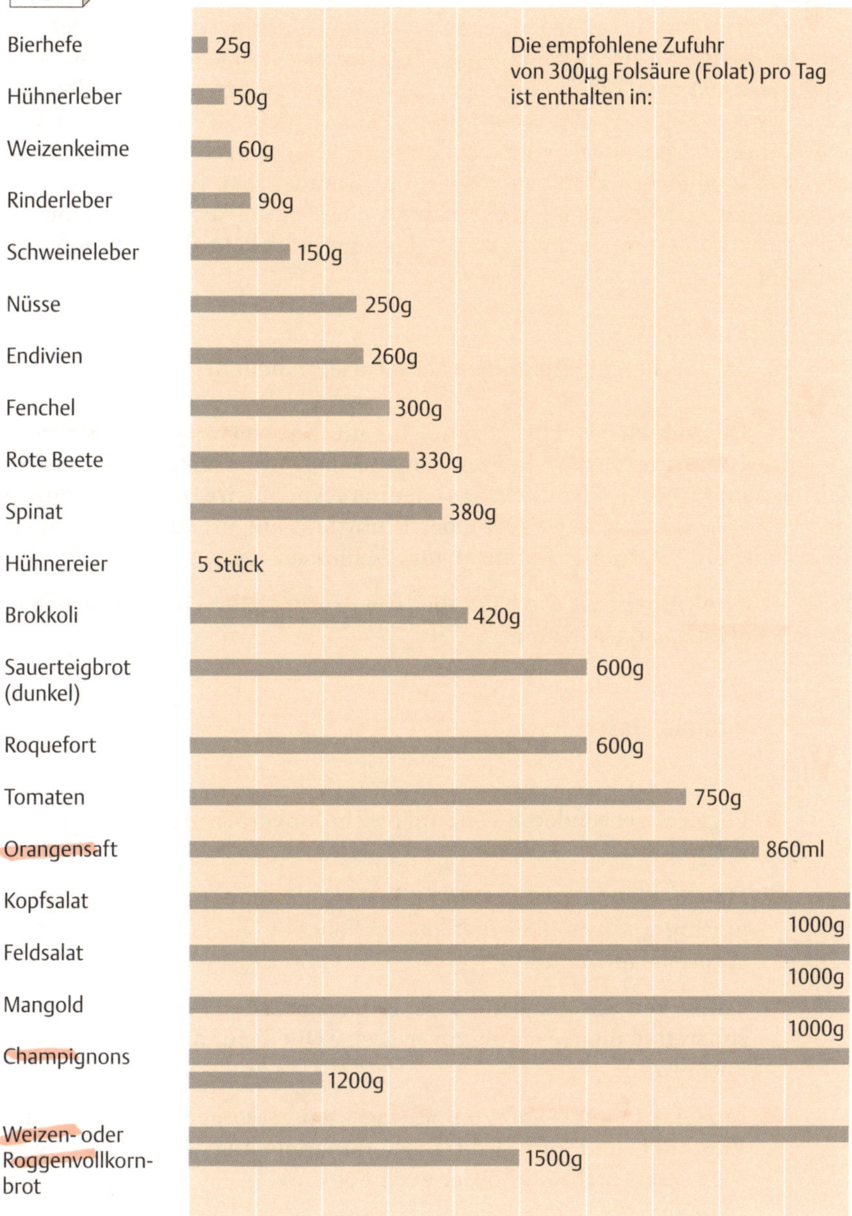

Was schadet dem Vitamin?

Folsäure ist zwar in unseren Nahrungsmitteln weit verbreitet, die meisten in der Natur vorkommenden Folatformen sind jedoch sehr instabil. Innerhalb von drei Tagen kann bei Zimmertemperatur gelagertes Gemüse zwei Drittel seines Folates verlieren. Seine Temperaturempfindlichkeit macht diesem Vitamin aber am meisten zu schaffen: Durch Garen im Wasser und durch einfaches Erhitzen verliert das Gemüse fast den gesamten Folsäuregehalt. Zurück bleibt nicht einmal ein Zehntel der ursprünglichen Menge. So kann man die Folsäure als das empfindlichste aller Vitamine bezeichnen.

Bei welchen Erkrankungen kann Folsäure helfen?

Gesichert ist, daß Folsäure für die Entwicklung des Nervensystems des Embryos fördert und mit seiner Substitution dem Neuralrohrdefekt (»offener Rücken«) bei Neugeborenen vorgebeugt wird. Folsäure kann in der Therapie verschiedener Arten der Blutarmut eingesetzt werden; allerdings muß ein Vitamin-B_{12}-Mangel ausgeschlossen sein.

Spekulativ ist die Therapie von Wechseljahrsbeschwerden und die schmerzstillende Wirkung.

Vitamin-Tips

- Legen Sie besonderen Wert auf frische, unverarbeitete und saisonale Produkte.
- Folsäure ist das wärmeempfindlichste Vitamin: Garen Sie Gemüse nur kurz, wärmen Sie die Speisen lieber auf als sie warmzuhalten, garen Sie im Dampf.
- Entdecken Sie die Vielfalt von Rohkostsalaten. Frisch und schnell zubereitet, dienen sie als zuverlässige Quelle für die lebenswichtige Folsäure.
- Ein Glas Orangensaft zum Mittagessen versorgt Sie nicht nur mit Vitamin C und fördert die Eisenaufnahme aus der Mahlzeit, sondern spendet Ihrem Körper auch Folsäure.

- Vollkornbrot ist neben Obst und Gemüse ein guter Folsäurelieferant. Vertragen Sie keine »Körner«, dann bevorzugen Sie geschrotetes Vollkorn.
- Vielen Lebensmitteln ist Folsäure zugesetzt (z. B. Frühstücksflokken) und stellen eine Bereicherung des Speiseplans dar.
- Frauen mit Kinderwunsch sollten mit ihrem Arzt über eine mögliche Folsäuresupplementierung sprechen.

Pantothensäure: Der körpereigene Friseur

Die Visitenkarte

In ihrem Namen offenbart sich das Vorkommen dieses zu dem B-Komplex gehörenden Vitamins: *pantothen* ist griechisch und heißt *überall*. Es gibt jedoch kein Nahrungsmittel, das besonders große Mengen an Pantothensäure enthält.

Entdeckt wurde die Pantothensäure, als in den dreißiger Jahren Forschungsergebnisse darauf hinwiesen, daß zum Wachstum bestimmter Hefearten eine saure Substanz notwendig ist. Sie wurde identifiziert und – aufgrund ihres weitverbreiteten Vorkommens – Pantothensäure getauft.

Nur die Hälfte der mit der Nahrung aufgenommenen Pantothensäure wird vom Körper verwertet, der andere Teil wird ausgeschieden. Und dennoch sind Mangelerscheinungen nicht bekannt.

Welche Wirkungen hat die Pantothensäure?

Vor etlichen Jahrzehnten wurde das Vitamin auch als »Wachstumsfaktor« bezeichnet, da ein Fehlen der Pantothensäure bei Ratten Wachstumsstörungen verursachte. Das Vitamin spielt hier in der Tat eine große Rolle – wie die meisten Zugehörigen des Vitamin-B-Komplexes.

Die Pantothensäure hat eine zentrale Stellung im gesamten Stoffwechselgeschehen: Sie ist Hauptbestandteil des sogenannten Coenzym A, das an allen Abbauprozessen der Kohlenhydrate, der Fette und der Proteine beteiligt ist. Hieraus leitet sich auch ihre Bedeutung für die Wachstums- und Entwicklungsprozesse des Körpers ab.

Pantothensäure ist auch notwendig für die körpereigene Herstellung von Cholesterin und Hormonen, insbesondere den Wachstums-, Sexual- und Streßhormonen. Auch auf die Bildung des Blutes und der Antikörper wirkt sie sich fördernd aus und ist zudem ein Bestandteil der Zellmembranen.

Die Pantothensäure kurbelt den Haarwuchs an und fördert die Pigmentierung der Haare, so daß nachwachsendes Haar in der Farbe der bereits vorhandenen Haarpracht »zur Welt kommt«. Ohne diese funktionierende Pigmentierung glichen unsere Köpfe gescheckten Pferden. Dies gilt jedoch nicht für graues Haar. Das Ergrauen des menschlichen Haarschopfes ist ein komplexes Phänomen, das sich auch durch die Gabe von Pantothensäure nicht beeinflussen läßt (daher schützt uns auch der Zusatz von Pantothensäure in Haarshampoos leider nicht vor dem Älterwerden).

Wie äußert sich ein Mangel?

Pantothensäure ist in sehr vielen Nahrungsmitteln enthalten; daher sind Mangelerscheinungen äußerst selten. Deshalb wurden die Symptome zu Studienzwecken künstlich durch die Verabreichung einer pantothensäurefreien Diät hervorgerufen. In der Praxis treten sie nur in Zusammenhang mit dem Mangel an anderen Vitaminen aus dem B-Komplex auf, was jedoch nur unter extremen Ernährungsbedingungen der Fall ist. Dabei kann es zum sogenannten »Burning-feet-Syndrom« kommen, an dem z. B. Gefangene des Zweiten Weltkrieges in Folge einer generellen Unter- und Mangelernährung litten. Die Symptome zeigen sich in Müdigkeit und Lustlosigkeit, Kopfschmerzen, Schlafstörungen, Übelkeit, Magen-Darm-Störungen, Erbrechen, Blähungen sowie Mißempfindungen in Armen und Beinen (»brennende Füße«), Muskelkrämpfen und Koordinierungsstörungen. Außerdem können Unregelmäßigkeiten im Hormonhaushalt auftreten. Dies verdeutlicht uns wieder, daß eine ausgewogene und abwechslungsreiche Ernährung nicht durch die Zufuhr von willkürlich »herausgepickten« Vitaminen ersetzt werden kann, sondern daß es auf eine insgesamt ausgewogene Ernährung ankommt.

Wer hat ein erhöhtes Risiko für einen Mangel?

Alkoholiker leben in einem nicht nur vorübergehenden Zustand des erhöhten Pantothensäurebedarfs, da der Alkohol die Verwertung dieses Vitamins stört. Dasselbe gilt für andere *Suchtmittel*. Frauen, die die *Pille* einnehmen, weisen – trotz normaler Pantothensäureaufnahme – einen niedrigen Blutspiegel auf. Auch *Diabetiker* haben meist einen gesenkten Pantothensäurespiegel, bei Personen mit *Verdauungsstörungen* kann die Verwertung des Vitamins gestört sein. *Sportler* und *körperlich hart arbeitende Menschen* haben einen ständig erhöhten Bedarf an Pantothensäure, da diese an energieliefernden Reaktionen beteiligt ist und bei erschöpfender körperlicher Tätigkeit schneller aufgebracht wird. Ebenso zur Risikogruppe derer, die sich permanent in Gefahr begeben, im allgemeinen unzureichend mit Vitaminen versorgt zu sein, zählen Menschen, die mit *einseitigen Diäten* und *Hungerkuren* zur Reduzierung ihres Gewichtes beitragen wollen. Wegen der

Bedeutung der Pantothensäure für den Erhalt und die Regeneration von Zellen und Geweben spielt das Vitamin bei der Heilung von *großflächigen Wunden und Verbrennungen* eine Rolle. Betroffene gehören in die Risikogruppe und sollten auf eine gute Versorgung achten.

Was passiert, wenn ich zuviel aufnehme?

Beschwerden durch eine zu hohe Aufnahme sind bei der Pantothensäure schlichtweg unmöglich. Dieses Vitamin ist gänzlich ungiftig und daher auch in sehr hoher Dosis völlig unschädlich für den Körper.

Wieviel brauche ich täglich?

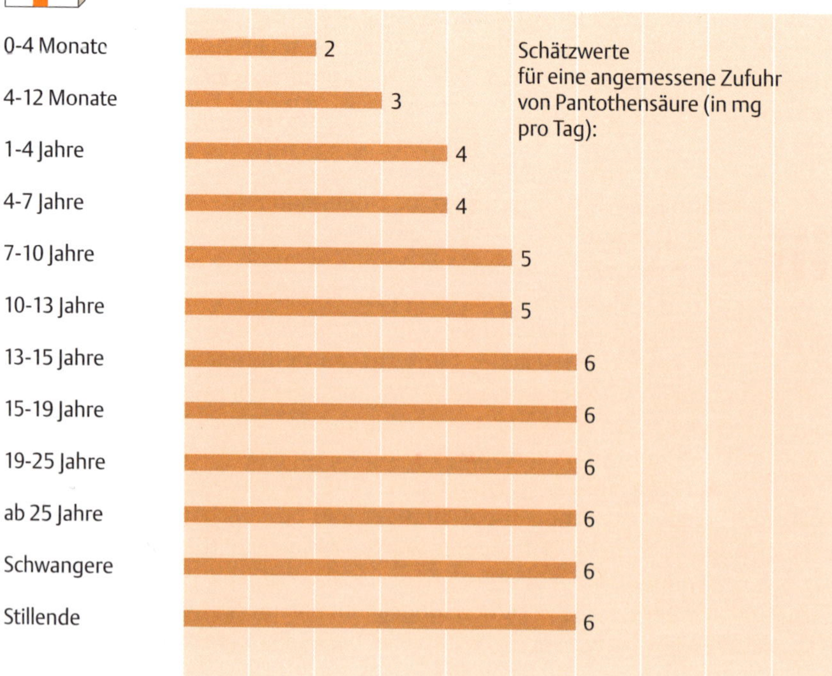

Was sind gute Quellen für Pantothensäure?

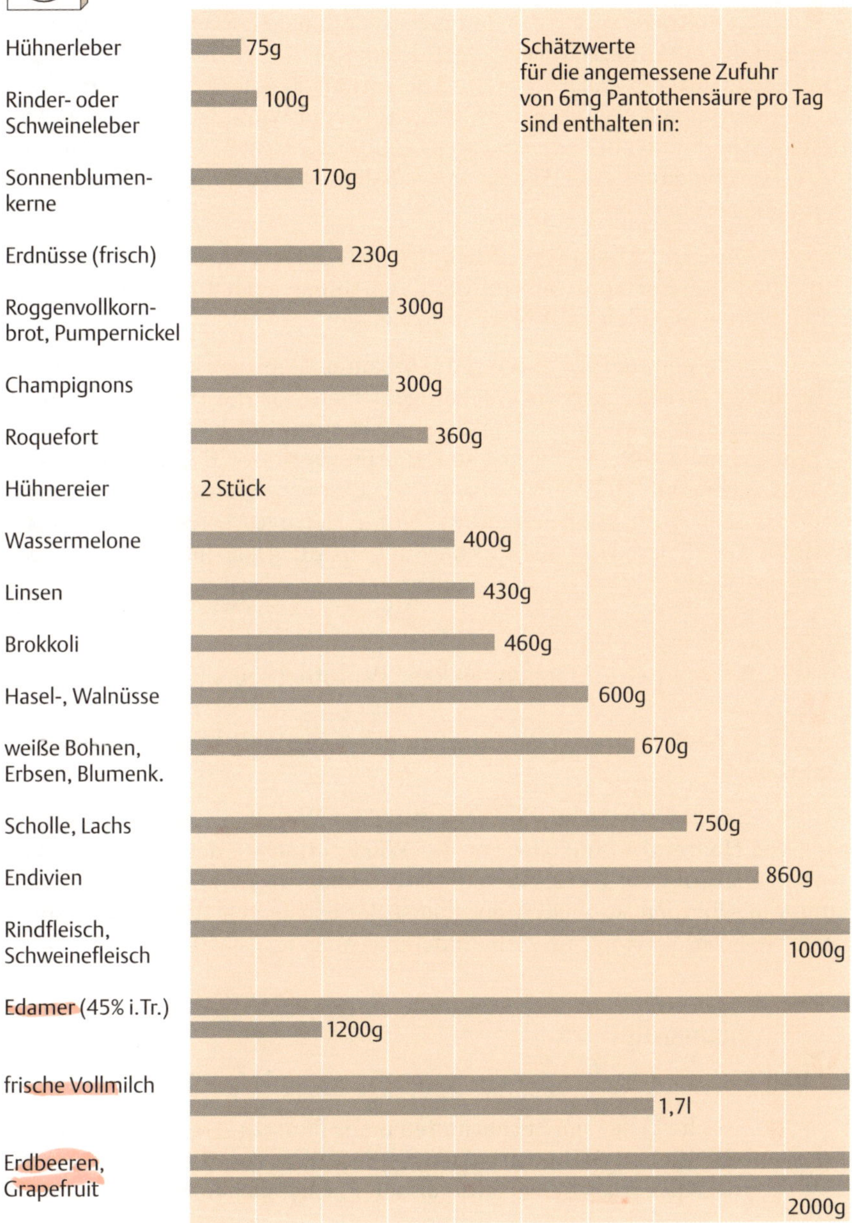

Was schadet dem Vitamin?

Pantothensäure ist in den meisten pflanzlichen und tierischen Lebensmitteln enthalten. Verarbeitete Produkte liefern erheblich weniger Pantothensäure als naturbelassene. So enthält Fertig-Milchreis nicht den vollen Pantothensäureanteil der Milch, und in der Wurst ist weniger des Vitamins enthalten als in dem Ausgangsprodukt Fleisch. Manche der Lebensmittel werden daher zum Ausgleich nach der Verarbeitung mit Pantothensäure angereichert.

Die Pantothensäure erleidet durch Einfrieren kaum Einbußen. Hülsenfrüchte, Reis und Weizenprodukte nehmen auch durch lange Lagerzeiten keinen Schaden an ihrem Pantothensäuregehalt.

Sehr empfindlich reagiert das Vitamin allerdings auf Hitze-, Säure- und Alkalieinwirkung. Beim Kochen geht mehr als die Hälfte des Pantothensäuregehaltes verloren. Um frische Lebensmittel haltbar zu machen, werden sie nicht selten »begast«, so z. B. Äpfel vor ihrer Einlagerung; dabei kommt es ebenfalls zu hohen Verlusten von Pantothensäure. Bei der Pasteurisierung von Milch hingegen entstehen nur geringe Verluste. Wird dieses tierische Getränk jedoch ultrahocherhitzt (H-Milch), sucht die Pantothensäure das Weite.

Bei welchen Erkrankungen kann Pantothensäure helfen?

Gesichert ist die Wirkung für ein gutes Wachstum und gesundes Gedeihen.

Spekulativ ist die Verbesserung der Wundheilung, die Verhinderung von Haarergrauung oder gar das Wiedererlangen der ursprünglichen Farbe bei ergrautem Haar. Auch die Streßmilderung und die positive Wirkung von Allergien ist umstritten, ebenso der Einsatz bei Alkoholkrankheit, Leberzirrhose, Verstopfung, Schwindel und Magengeschwüren.

Vitamin-Tips

- Frische Lebensmittel enthalten mehr Pantothensäure als verarbeitete. Ziehen Sie naturbelassene Produkte vor. So sollte beispielsweise der frische Seelachs vor den Fischstäbchen rangieren.

- Verwenden Sie nur Frischmilch (je nach Belieben mit geringem Fettgehalt), und verzichten Sie bei diesem Getränk auf lange Haltbarkeit. Auch wenn die Bequemlichkeit dazu verlockt, einmal pro Halbjahr einen Kofferraum voller H-Milch »einzukellern«, bietet uns die Frischmilch im allmorgendlichen Müsli oder als Getränk eine zuverlässige Versorgung mit Pantothensäure.
- In Maßen genossen kann auch hefetrübes Bier einen guten Beitrag zur Deckung des Pantothensäurebedarfs beitragen. Wem der Gerstensaft zusagt, der darf sich also freuen, damit auch gelegentlich etwas für seine Gesundheit zu tun.

Biotin: Der Haut- und Haarspezialist

Die Visitenkarte

Auch dieses Vitamin wurde durch seine Mangelerscheinungen entdeckt: Anfang der dreißiger Jahre stellte man fest, daß es bei Menschen, die große Mengen an rohen Eiern zu sich nahmen, zu Allergien an der Haut und zu Haarausfall kam. Nach der Gabe von Hefe und Leber verschwanden diese Symptome spurlos. Auch kam man bald dahinter, daß der heilende Faktor in diesen wohl unempfindlich gegen Hitze sein mußte, da auch der Verzehr der erhitzten Lebensmittel die Beschwerden behob. Später stellte sich heraus, daß sich im rohen Eiklar eine Substanz namens Avidin befindet, die in der Lage ist, Biotin zu binden und es damit dem Körper vorzuenthalten. Ein ernährungsbedingter Mangel tritt, da das Vitamin weit verbreitet ist, deshalb auch nur bei Menschen mit den extremen Gewohnheiten auf, mehrere rohe Eier am Tag zu verzehren. Schon im weichgekochten Ei ist das Avidin inaktiviert. Da Biotin aufgrund dieser Beobachtungen eng mit Haut und Haar in Verbindung gebracht wurde, erhielt es auch den Namen Vitamin H.

Die meisten Nahrungsmittel enthalten Biotin, wenngleich auch in geringeren Mengen als in den Hauptlieferanten Hefe, Leber, Eigelb, Nieren und Nüssen. Im menschlichen Dickdarm produzieren die dort ansässigen Darmbakterien Biotin, deren Beitrag zur Bedarfsdeckung allerdings noch unklar ist. Wahrscheinlich spielt diese Vitaminsynthese jedoch nur eine geringe Rolle, da im Dickdarm kaum mehr eine Aufnahme in den Körper möglich ist. Wegen dieser Unsicherheit gibt die Deutsche Gesellschaft für Ernährung lediglich eine Spanne von 50–100 µg als Schätzwerte für die tägliche Zufuhr an.

Welche Wirkungen hat Biotin?

Biotin ist als Coenzym für eine ganze Reihe von Vorgängen im Kohlenhydrat-, Fett- und Eiweißstoffwechsel verantwortlich. Dabei nimmt es von einem Reaktionspartner verschiedene Kohlenstoffverbindungen auf und gibt sie an den anderen Reaktionspartner weiter. Biotin sorgt auch für eine normale Zellentwicklung und das ungestörte Wachstum von Zellen. Es unterstützt die gesunde Funktion der Schweißdrüsen, des Nervensystems und des Knochenmarks und ist mitverantwortlich für die Bildung der männlichen Geschlechtshormone, von Blutzellen und von Hautgewebe.

Wie äußert sich ein Mangel?

Ein ernährungsbedingter Mangel ist sehr selten. In klinischen Testverfahren stellen sich bei einem künstlich hervorgerufenen Mangel Muskelschmerzen, Appetitlosigkeit, Erbrechen, Entzündungen der Zunge, eine schuppende und entzündete Haut und Kopfhaut bis hin zum Haarausfall sowie Depressionen ein. Auch Blutarmut und ein erhöhter Cholesterinspiegel wurden beobachtet.

Bislang noch spekulativ und nicht eindeutig nachweisbar ist der Zusammenhang mit dem »plötzlichen Kindstod«, also dem ohne erkennbaren Grund eintretenden Tod von Säuglingen. Beobachtungen gehen dahin, daß es sich in erster Linie um »Flaschenkinder« handelt (s. a. »Wer hat ein erhöhtes Risiko für einen Mangel?«)

Wer hat ein erhöhtes Risiko für einen Mangel?

Anfällig für einen Biotinmangel sind vor allem *Säuglinge*. Die Ursache kann zum einem in einem seltenen angeborenen Stoffwechseldefekt, zum anderen in einer ausschließlichen aus industrieller Fertigmilch bestehenden Nahrung liegen, sofern diese nicht mit Biotin angereichert ist. Aber auch Muttermilch ist nicht sehr biotinreich, und in manchen Ländern wird aus diesem Grund Stillenden eine Supplementierung mit Biotin empfohlen. Betroffene Säuglinge leiden an Erbrechen, Muskelkrämpfen, sie sind apathisch und wenig ansprechbar. In schweren Fällen kommt es zum Koma und gar zum Tod. Bei größeren Kindern werden Haarausfall, Hautstörungen und Verzögerungen des Wachstums beobachtet.

Menschen, die *rohes Eiweiß in großen Mengen* zu sich nehmen, stehen stets an der Schwelle zu einer unzureichenden Biotin-Versorgung. Auch bei Patienten, die über einen langen Zeitraum *künstlich ernährt* werden, muß Biotin zusätzlich verabreicht werden. *Antiepileptika* hemmen die Biotinverwertung. Auch *Alkoholiker* und Menschen mit *Erkrankungen der Verdauungsorgane* sowie *Patienten mit großflächigen Verbrennungen* haben ein erhöhtes Risiko für einen Mangel. *Nikotin* erhöht den Biotinverbrauch im Körper; deshalb sollten auch Raucher auf eine gute Biotinversorgung achten. Menschen, die *Antibiotika* und über lange Zeit *Abführmittel* einnehmen, gehören ebenso in die Risikogruppe. Abführmittel schädigen langfristig die Darmwand und führen dadurch zu einer verminderten Bildung von Biotin.

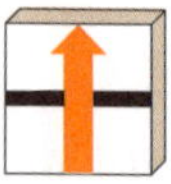

Was passiert, wenn ich zuviel aufnehme?

Nebenwirkungen sind selbst bei der Einnahme hochdosierter Biotin-Präparate nicht bekannt.

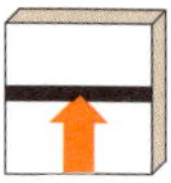

Wieviel brauche ich täglich?

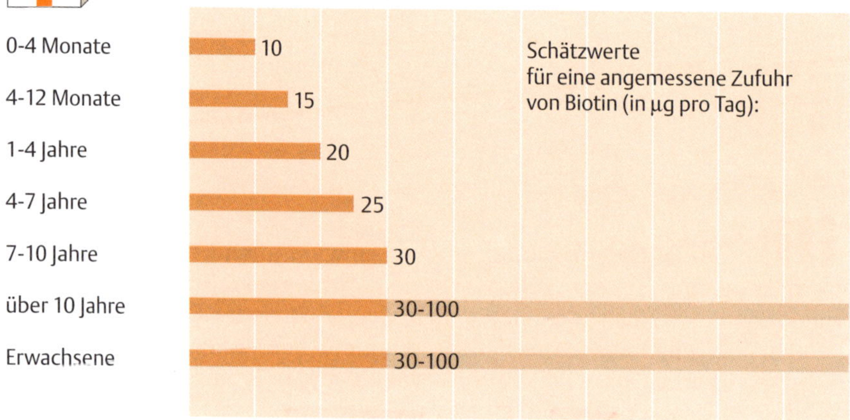

Was sind gute Quellen für Biotin?

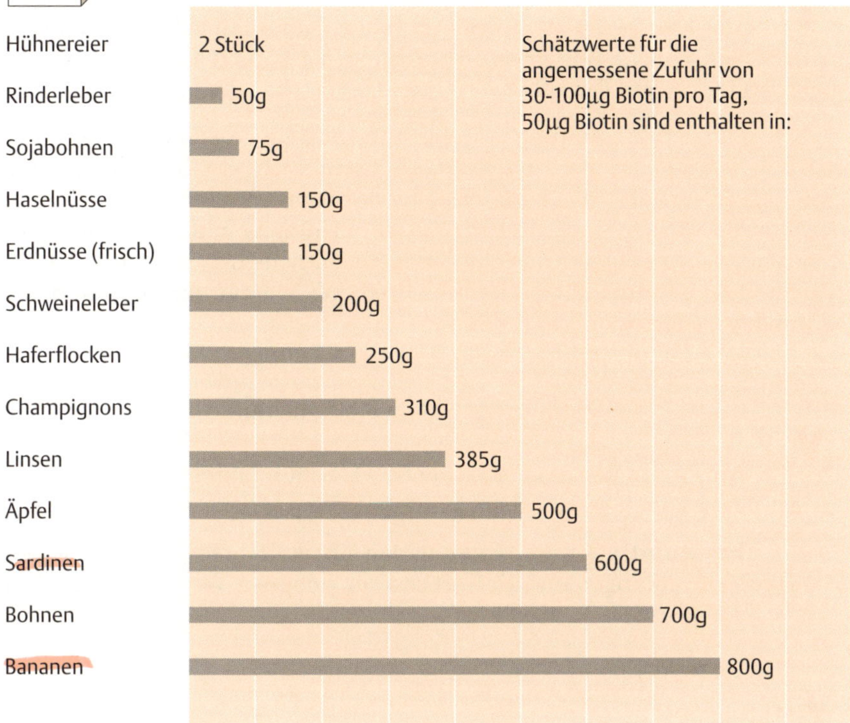

Was schadet dem Vitamin?

Der »Biotinräuber« Avidin im rohen Eiklar bindet das Vitamin, so daß der menschliche Körper es nicht mehr resorbieren kann. Der Kochvorgang zerstört dieses Eiweiß.

Bei der Zubereitung von Nahrungsmitteln entstehen kaum Verluste. Bei nicht allzugroßer Hitze ist das Vitamin recht stabil. Beim Kochvorgang jedoch wandert die wasserlösliche Substanz mit dem Kochwasser in den Ausguß. Durch Konservierung mittels Erhitzung und Bestrahlung von Lebensmitteln ergeben sich leichte Verluste. Manche Lebensmittel, z. B. Getränke, Babynahrung und diätetische Produkte, werden zum Ausgleich mit Biotin angereichert.

Bei welchen Erkrankungen kann Biotin helfen?

Mögliche Wirkungen hat Biotin als Schutzfaktor von Drüsen, Nervengewebe, Blutzellen, Knochen, Haut und Haar.

Spekulativ ist die Senkung von Muskelschmerzen, die Heilung von Hauterkrankungen und die Verbesserung depressiver Verstimmungen.

Vitamin-Tips

- Mit ein paar Nüssen und ein wenig Milch als Zwischenmahlzeit können Sie gut und mit geringem Aufwand Ihre Biotinversorgung verbessern.
- Mit Eiern, Haferflocken, Gemüse (insbesondere mit Champignons) und mit Linsen kann man den Speiseplan biotinreich gestalten.
- Obwohl Biotin der Verarbeitung recht gut standhält, sollten Sie auf frisches Saisongemüse zurückgreifen. Da Gemüse immer als Quelle für mehrere Vitamine dient und nicht alle der Konservierung so gut trotzen, wird Ihnen Ihre Gesundheit die frischen Produkte danken.
- Da Biotin gut wasserlöslich ist, entstehen beim Kontakt mit Wasser auch die größten Verluste. Achten Sie darauf, daß Sie Frischprodukte nicht lange wässern und das Kochwasser von Gemüse mitverwenden.

Vitamin B_{12}: Der Blutbildner

Die Visitenkarte

Vitamin B_{12} ist ein Überbegriff für 4 verschiedene Verbindungen, die alle ähnlich aufgebaut sind und die im Körper die gleiche Wirkung entfalten. Sie werden auch unter dem Namen Cobalamin zusammengefaßt.

Auch auf dieses als letztes entschlüsselte Vitamin des B-Komplexes ist man über den Umweg der klassischen Mangelerkrankung aufmerksam geworden. Die Symptome der »perniziösen Anämie«, einer bestimmten Form der Blutarmut, bei der es zu Veränderungen der roten Blutkörperchen kommt, waren der Wissenschaft bereits 1855 bekannt (vgl. »Folsäure: Wachstumsgarant der Zelle«). Doch erst 1926 konnte diese sonst tödlich verlaufende Krankheit durch die Gabe von großen Mengen an roher Leber erstmals erfolgreich behandelt werden. In den 50er Jahren dieses Jahrhunderts gelang es schließlich, die sehr komplexe Struktur des Vitamins zu entschlüsseln.

Vitamin B_{12} hat in mancherlei Hinsicht eine Sonderstellung unter den Vitaminen: Obwohl es sich um ein wasserlösliches Vitamin handelt, wird es in der Leber in großen Mengen gespeichert. Die Vorräte reichen in der Regel aus, um die Versorgung über 10 bis 12 Jahre sicherzustellen. Folglich entwickeln sich die Mangelerscheinungen auch nur sehr langsam über einen langen Zeitraum hinweg. Um in den Körper aufgenommen zu werden, benötigt Vitamin B_{12} ein spezielles Transporteiweiß, das im Magen gebildet wird. Dieser sogenannte Intrinsic-Faktor bindet das Cobalamin und verhilft ihm zur Resorption. Wird der Intrinsic-Faktor nicht oder nicht ausreichend gebildet, kann es langfristig zu Mangelerscheinungen kommen.

Das natürliche Vorkommen von Vitamin B_{12} ist auf tierische Lebensmittel beschränkt. Allerdings sind einige Hefepilze in der Lage, das Vitamin zu bilden. So sind auch fermentierte Nahrungsmittel wie Sauerkraut, Kefir und Brottrunk gute Quellen.

Welche Wirkungen hat Vitamin B_{12}?

Nicht nur die Symptome eines Folsäuremangels sind denen der perniziösen Anämie, also der klassischen Vitamin-B_{12}-Mangelkrankheit, sehr ähnlich, sondern auch die Funktionen. So ist auch das Cobalamin für die Blutbildung im Knochenmark verantwortlich und sorgt für eine normale Blutgerinnung durch die Blutplättchen (Thrombozyten). Cobalamin hilft beim Aufbau des gesamten Nervensystems, und ist für ein funktionierendes

Empfindungs- und Bewegungssystem unserer Gliedmaßen zuständig. Es sorgt für einen normalen Gehirnstoffwechsel und trägt maßgeblich zu unserem psychischen Wohlbefinden bei.

Wie äußert sich ein Mangel?

Ein ernährungsbedingter Mangel ist sehr selten, und der Körper ist in der Lage, über viele Jahre eine unzureichende Zufuhr durch seinen großen Leberspeicher auszugleichen. Bei gesunden Menschen kommt ein Mangel nur bei Veganern vor, also bei Vegetariern, die neben Fleisch auch auf Fisch, Eier und Milchprodukte verzichten. Die meisten Mangelzustände entstehen durch Verwertungsstörungen des Cobalamins. Wird aufgrund einer Magenerkrankung der Intrinsic-Faktor, der die Voraussetzung für die Resorption ist, nicht oder nur unzureichend gebildet oder ist diese Eiweißsubstanz defekt, dann können sich über Jahre folgende Mangelsymptome ausbilden: Es entsteht die perniziöse Anämie mit vergrößerten, unreifen roten Blutkörperchen, was zur Folge hat, daß der Sauerstofftransport im Blut behindert ist. Es kommt auch zu einer vermehrten Blutungsneigung. In schweren Fällen kann sich das Knochenmark zurückbilden. Am Nervensystem kommt es zunächst zu leichteren Ausfallerscheinungen wie Schwäche, Müdigkeit, Konzentrationsstörungen, Reizbarkeit, Nervosität. Später kommen Zittern, Taubheitsgefühle in den Extremitäten, Gedächtnisstörungen, Impotenz, Depressionen und Halluzinationen hinzu. Auch Herzfunktionsstörungen können auftreten. Gerade durch diese schweren Störungen am Nervensystem unterscheidet sich ein Cobalaminmangel von einem Folsäuremangel, der ähnliche Störungen jedoch nur an den Blutzellen hinterläßt. Vor Therapiebeginn ist also eine exakte Diagnose wichtig, um nicht durch eine Folsäuregabe zwar die Anämie zu heilen, die Degeneration der Nerven aber nicht zu verhindern.

Wer hat ein erhöhtes Risiko für einen Mangel?

Zu den Risikogruppen gehören Menschen, die aufgrund von *Magenerkrankungen* den Intrinsic-Faktor nicht oder in zu geringen Mengen bilden können. Auch bei teilweise oder vollständiger Entfernung des Magens kann es zu einem Mangel kommen. *Erkrankungen der Bauchspeicheldrüse* oder des *Darmes* behindern die Resorption. Einige *Darmparasiten* verbrauchen große Mengen Vitamin B_{12} für ihren eigenen Stoffwechsel und entziehen es so dem Menschen; in unseren Breitengraden kommen sie aber nicht vor. Der Gefahr eines ernährungsbedingten Mangels setzen sich *Veganer* aus, die auf jegliche

Nahrungsmittel tierischen Ursprungs verzichten. Gestillte Säuglinge, deren Mütter vegan leben, oder Kleinkinder, die vegan ernährt werden, können ebenfalls einen Mangel erleiden, was rasch zu körperlichen und geistigen Entwicklungsstörungen führen kann, da die Leberspeicher bei Neugeborenen nur für kurze Zeit reichen. Menschen mit *hohem Alkoholkonsum* verbrauchen erheblich mehr Cobalamin und haben einen ständig erhöhten Bedarf.

Verschiedene *Medikamente* stören die Vitamin-B_{12}-Aufnahme. Hierzu zählen Cholsterinsenker, Antibiotika, Antirheumatika, magensäurehemmende Präparate, Antidiabetika und die Pille.

Schwangere und *Stillende* brauchen mehr. Einen erhöhten Bedarf haben auch Menschen mit kürzlich erlittenen *großflächigen Hautverletzungen oder -verbrennungen*. Ebenso sollten Patienten mit *immunschwächenden Krankheiten* und langfristig extrem *Streßgeplagte* eine erhöhte Dosis an Vitamin B_{12} einnehmen. Über das Maß wird Sie Ihr Hausarzt beraten!

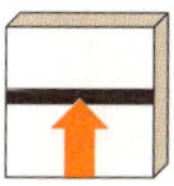

Wieviel brauche ich täglich?

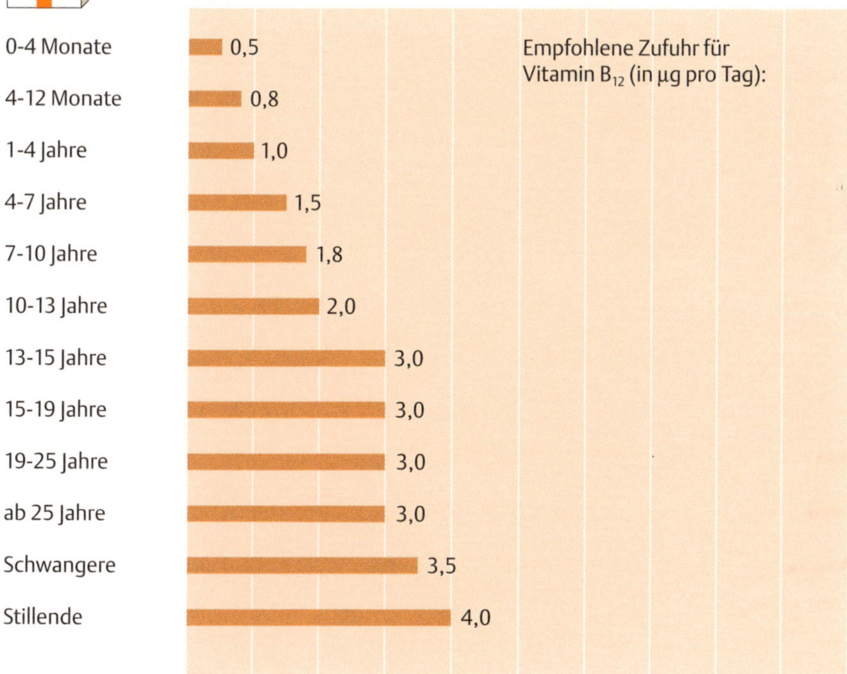

Was sind gute Quellen für Vitamin B_{12}?

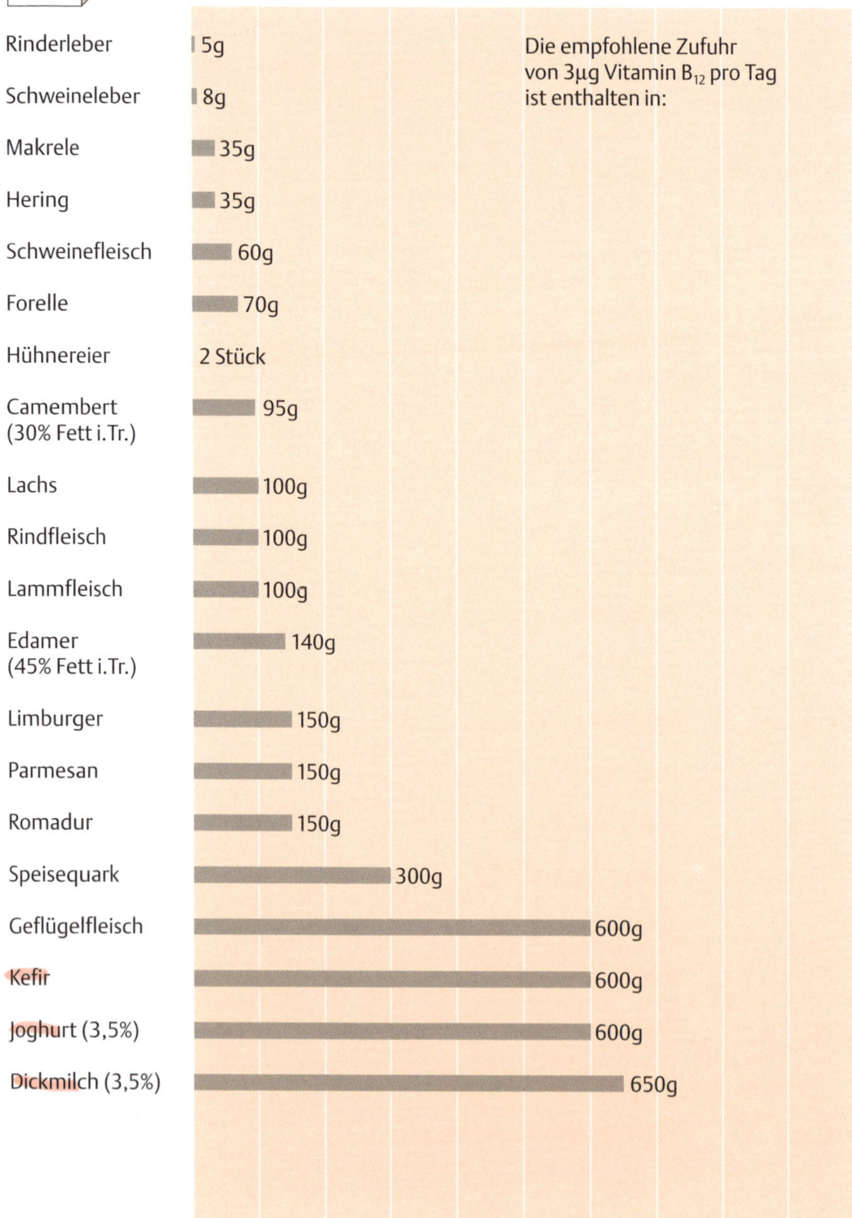

Was passiert, wenn ich zuviel aufnehme?

Eine Überdosierung an Vitamin B_{12} ist ausgeschlossen, da es als wasserlösliches Vitamin bei einem Überschuß über den Harn ausgeschieden wird. In Einzelfällen kann es jedoch nach extrem hohen Gaben (Präparate) zu Akne oder nesselsuchtähnlichen Erscheinungen kommen.

Was schadet dem Vitamin?

Licht ist der ärgste Feind, aber auch Sauerstoff und ein alkalisches Milieu können dem Vitamin B_{12} schaden. Auch bei der Lagerung im Kühlschrank verliert es immer mehr von seiner Wirkung; hingegen ist es hitzestabil.

Bei welchen Erkrankungen kann Vitamin B_{12} helfen?

Gesichert ist lediglich die Wirkung in der Therapie der Mangelerkrankung perniziöse Anämie.

Spekulativ ist die Wirksamkeit bei Geisteskrankheiten, zur Verbesserung der Infektabwehr, des Appetits, des Wachstums bei Zwergwuchs und des Gedächtnisses und Lernvermögens.

Vitamin-Tips

- Um das frisch eingekaufte Steak oder die Leber vor Licht und Sauerstoff zu schützen, werden diese Leckerbissen gut verpackt direkt in den Kühlschrank gelegt. Wegen der kurzen Aufbewahrungszeiten dieser Nahrungsmittel kann auch die Kälte dem Cobalamin nicht viel anhaben.
- Bei Braten ist es ratsam, einen undurchsichtigen Deckel auf die Pfanne zu legen, um das lichtempfindliche Cobalamin nicht zu vertreiben.
- Verwenden Sie die beim Braten ausgetretene Flüssigkeit mit, da sich hier viel Vitamin B_{12} ansammelt.
- Setzen Sie ab und an Sauerkraut, Kefir und – wer mag – Brottrunk auf Ihren Speiseplan, da die hier enthaltenen Hefen Vitamin B_{12} gebildet haben.

Vitamin C: Der Gesundheitsapostel

Die Visitenkarte

Eine gängige Bezeichnung für Vitamin C ist auch Ascorbinsäure. Tiere (außer Menschenaffen, Meerschweinchen und einigen Vogelarten) können Vitamin C in ihrem Stoffwechsel aus Traubenzucker (Glukose) selbst herstellen. Der Mensch ist dazu nicht in der Lage. Er nimmt Vitamin C hauptsächlich durch frisches Obst und Gemüse auf.

Wie alle wasserlöslichen Vitamine wird auch Vitamin C nur in geringen Mengen gespeichert. Die größte Reserve findet sich in der Muskulatur. Auch in der Tränenflüssigkeit konzentriert sich die Ascorbinsäure und ist dort für die Versorgung der Augenlinse verantwortlich. Die Speicher sind jedoch schon nach wenigen Wochen erschöpft, so daß wir auf eine ständige ausreichende Zufuhr über die Nahrung angewiesen sind. Schon nach wenigen Tagen verlieren die weißen Blutkörperchen das Vitamin C, wenn es nicht zugeführt wird, und damit wird ihre Fähigkeit, Infektionen abzuwehren, stark eingeschränkt.

Die Ascorbinsäure ist wohl das bekannteste der Vitamine, und kein anderer Biostoff stand über viele Jahre so stellvertretend für ein Allheilmittel der unterschiedlichsten Krankheiten wie Vitamin C.

Wie aber gelangte das Vitamin C zu seiner hohen Bedeutung?

Es ist mittlerweile allseits bekannt, daß die hohe Sterblichkeitsrate von Seefahrern durch die Jahrhunderte auf den Mangel an Vitamin C zurückzuführen ist. Die Zahl der Seefahrten und ihrer Besatzungsmitglieder war damals sehr hoch und ebenso die Verluste, die der Skorbut, also die klassische Vitamin-C-Mangelkrankheit, forderte. Kein Wunder, daß die Ursache für die vielen Toten die forschenden Gemüter beschäftigte. Die Entdeckung, daß frisches Obst diese Erkrankung zu heilen und zu verhindern vermochte, geht auf einen Kapitän des 16. Jahrhunderts zurück. Natürlich wußte man zu diesem Zeitpunkt noch nicht, daß das Vitamin C der ausschlaggebende Bestandteil war (entdeckt wurde Vitamin C erst 1928). So war der Skorbut auch die erste Mangelkrankheit, die bewußt (in diesem Fall durch den Verzehr von Zitronen) verhindert wurde, lange bevor das Vitamin analysiert und benannt wurde. Man handelte hier also aufgrund von einer Beobachtung.

Heute ist besonders die Lebensmittelindustrie an der Vielfältigkeit des Vitamins interessiert, da es nicht nur im Körper wichtige Funktionen hat, sondern sich auch als technologischer Hilfsstoff, z. B. als Backhilfsmittel, einsetzen läßt.

Welche Wirkungen hat Vitamin C?

Vitamin C trägt einen guten Teil der Verantwortung für einen funktionierenden Stoffwechsel. Neben Vitamin E und Betakarotin ist auch Vitamin C ein antioxidatives Vitamin, d. h. es schützt die Zellen, aber auch andere Vitamine vor der Zerstörung durch aggressiven Sauerstoff. (Ab Seite 114 erfahren Sie mehr über die antioxidativen Vitamine.) Gleichzeitig reguliert Vitamin C die Sauerstoffzufuhr der Zellen und sorgt somit für deren Überleben. Vitamin C regt auch die Abwehrtätigkeit der weißen Blutkörperchen an, der natürlichen Feinde jeder Störung von außen, z. B. von Krankheitserregern. Deshalb ist eine ausreichende Versorgung mit Vitamin C für unser Abwehrsystem wichtig. Erkältungen können vorgebeugt bzw. die Dauer und Heftigkeit eines Infektes abgeschwächt werden. Anfälligen Menschen kann besonders vor den Wintermonaten, also *vor* dem Beginn der Erkältungszeit, eine tägliche Gabe von 1 g Vitamin C helfen.

Vitamin C ist auch zuständig für die Synthese des Eiweißbausteins Kollagen, das für gesunde Haut, Knochen, Zähne und Zahnfleisch sorgt. Es spielt eine bedeutende Rolle bei der Heilung von Wunden und Verbrennungen, indem es der Haut die notwendige Elastizität gibt.

Vitamin C ermöglicht eine bessere Aufnahme des Mineralstoffs Eisen aus pflanzlicher Kost. Die Ascorbinsäure kann uns außerdem nach jeder Mahlzeit vor einer »Vergiftung« im Magen schützen: Sie verhindert dort die Bildung der krebserregenden »Nitrosamine«, die aus Nitrat des Lebensmittels gebildet werden können.

Eine nicht minder bedeutende Rolle spielt Vitamin C in der menschlichen Psyche. Es kurbelt die Herstellung von Hormonen und Nervenreizstoffen an. All unsere Empfindungen werden von dort ausgesandt. Eine ausreichende Vitamin-C-Versorgung öffnet die Tür zu einem funktionierenden Hormonhaushalt und einer gesunden Psyche. Abhängig davon sind z. B. ein reibungsloser Blutfluß, guter Schlaf, das seelische Gleichgewicht, Streßbewältigung und Konzentrationsfähigkeit. Selbst die Herzmuskulatur wird gestärkt.

Wie äußert sich ein Mangel?

Die klassische Mangelerkrankung ist der Skorbut, an der in den vergangenen Jahrhunderten, wie bereits erwähnt, viele Seefahrer starben. Bei dieser schwersten Mangelkrankheit kommt es zunächst zu Zahnfleischschwellungen und -blutungen mit Zahnausfall, später zu inneren Blutungen, zum Teil auch im Gehirn. Wunden heilen nicht mehr, Knochen und Gelenke verformen sich. All diese Symptome lassen sich darauf zurückführen, daß die Kollagenbildung nicht mehr ausreichend ist. Schließlich gesellen sich zu diesen schweren körperlichen Symptomen auch starke psychische Beschwerden wie ausgeprägte Depressionen, Hysterie und geistige Verwirrung hinzu.

Auch wenn der Skorbut in den Industrieländern als besiegt gilt, so sind doch seine abgemilderten Symptome auch bei leichten Mangelerscheinungen bei uns anzutreffen: Bei einer unzureichenden Vitamin-C-Versorgung kommt es zu einer verminderten Infektabwehr, zu Gelenk- und Gliederschmerzen, Schmerzen im Bereich der Zungen- und Mundschleimhaut und zu Zahnfleischschwellungen. Da die Psyche von einer ausreichenden Vitamin-C-Zufuhr abhängig ist, kommt es bei einem Mangel auch hier zu Störungen: Müdigkeit und Gleichgültigkeit, Reizbarkeit, leichte Erschöpfbarkeit und Neigung zu Schwermut können die Folge sein. In schweren Fällen kann es zu Persönlichkeitsänderungen kommen.

Wer morgens ohne erkennbaren Grund lustlos, abgeschlagen und ohne Hoffnung und Freude auf den Tag ist, sollte einmal eine Vitamin-C-Kur (z. B. mit Zitronen) einlegen. Denn ohne diesen Biostoff fehlt dem Körper die Fähigkeit zur Euphorie.

Wie entsteht ein Mangel?

In erster Linie ist natürlich zu wenig Vitamin C in der Nahrung für einen Mangel verantwortlich. Wer viele Süßigkeiten und Kuchen ißt, Spaghetti als einziges Hauptgericht kennt und diese mit Limonade hinunterspült, versperrt mit den in großen Mengen aufgenommenen Kohlenhydraten den »Landeplatz« für Vitamin C in den Zellen, da die Kohlenhydrate an derselben Stelle wie das Vitamin »andocken«. Vitamin C wird also verdrängt.

Aber auch die Einnahme bestimmter Medikamente kann langfristig in eine Mangelsituation führen. Der Wirkstoff Acetylsalicylsäure, besser bekannt unter dem Handelsnamen Aspirin, beschleunigt die Ausscheidung von Vitamin C. Wechselwirkungen gibt es zur Pille, zu Kortison-Präparaten und Appetitzüglern. Auch Antibiotika und Schlafmittel stören den Vitamin-C-Stoffwechsel.

Wer hat ein erhöhtes Risiko für einen Mangel?

Ältere Menschen sind gefährdet, in eine Vitamin-C-Mangelsituation zu geraten. Das liegt zum einen daran, daß frisches Obst und Gemüse wegen der zunehmenden Gebrechlichkeit und Isolation alter Menschen nicht mehr täglich eingekauft oder verzehrt werden kann (Probleme mit dem Gebiß). Auch die im Alter abnehmenden Geschmacksempfindungen sorgen dafür, daß Obst und Gemüse nicht mehr mit Appetit verzehrt werden. Gerade bei alten Menschen besteht eine erhöhte Anfälligkeit für Infektionskrankheiten. Verschiedene Studien haben gezeigt, daß *sozial schwach gestellte Menschen* aller Altersgruppen eine schlechtere Vitamin-C-Versorgung haben als »Besserverdienende«. Die Mengen an Obst und Gemüse, die zur Sättigung aufgenommen werden müssen, sind größer als die von Fleisch, so daß gerne auf letzteres zurückgegriffen wird. Auch Menschen mit *Magen-Darm-Erkrankungen* haben ein erhöhtes Risiko für einen Vitamin-C-Mangel, da die Aufnahme gestört ist. *Raucher* und Menschen, die *Medikamente* einnehmen, gehören in die Risikogruppe.

Einen erhöhten Bedarf haben *Schwangere, Stillende, Raucher* sowie *Menschen mit Dauerstreß*. Auch bei *Infektionskrankheiten* sollte besonders auf eine gute Vitamin-C-Versorgung geachtet werden.

Was passiert, wenn ich zuviel aufnehme?

Eine Gefahr der Überdosierung von Vitamin C durch die Nahrung gibt es nicht. Wasserlösliche Vitamine, zu denen das Vitamin C bekanntlich zählt, werden bei einem nicht verwertbarem Zuviel ohnehin durch den Urin wieder ausgeschieden und verlassen so den Körper fast ebenso schnell, wie sie aufgenommen wurden. Allerdings ist es möglich, daß das Vitamin bei hoher Einnahmedosis von mehr als 3–5 g/Tag den Darm in seiner Tätigkeit anregt und dieser mit Durchfall reagiert.

Ernsthafte Überdosierungserscheinungen treten allerdings nur bei langfristig überhöhter Einnahme von Vitamin-C-Präparaten (»Megadosis«) auf; hier müssen über Jahre mehr als 10 g, also etwa die 150fache Menge der täglichen Zufuhrempfehlungen, aufgenommen werden. Dies kann dann zur Bildung von Nierensteinen, Kopfschmerzen, Schlafstörungen und Magenbeschwerden führen.

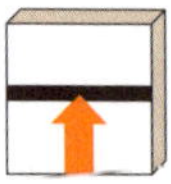

Wieviel brauche ich täglich?

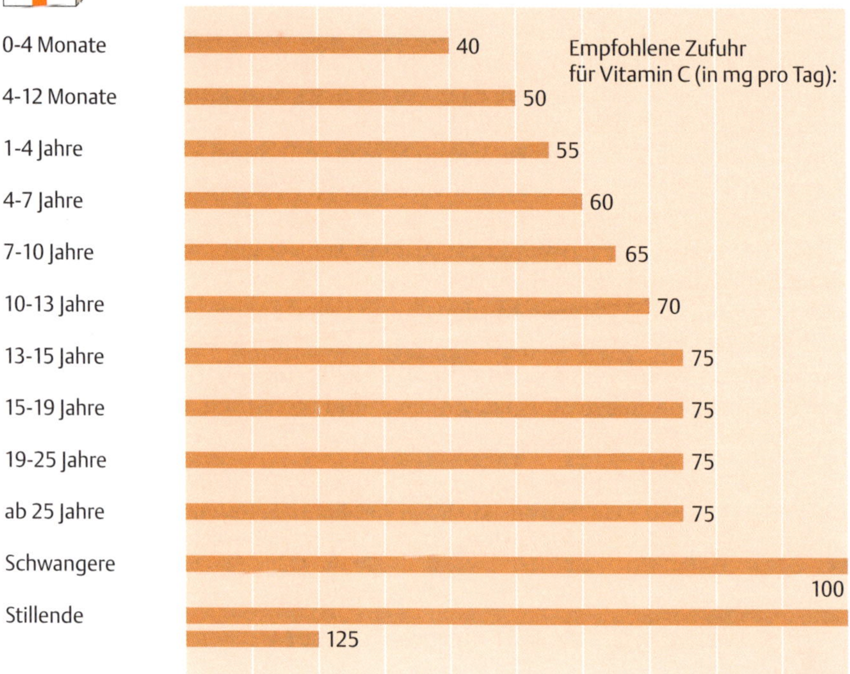

Was sind gute Quellen für Vitamin C?

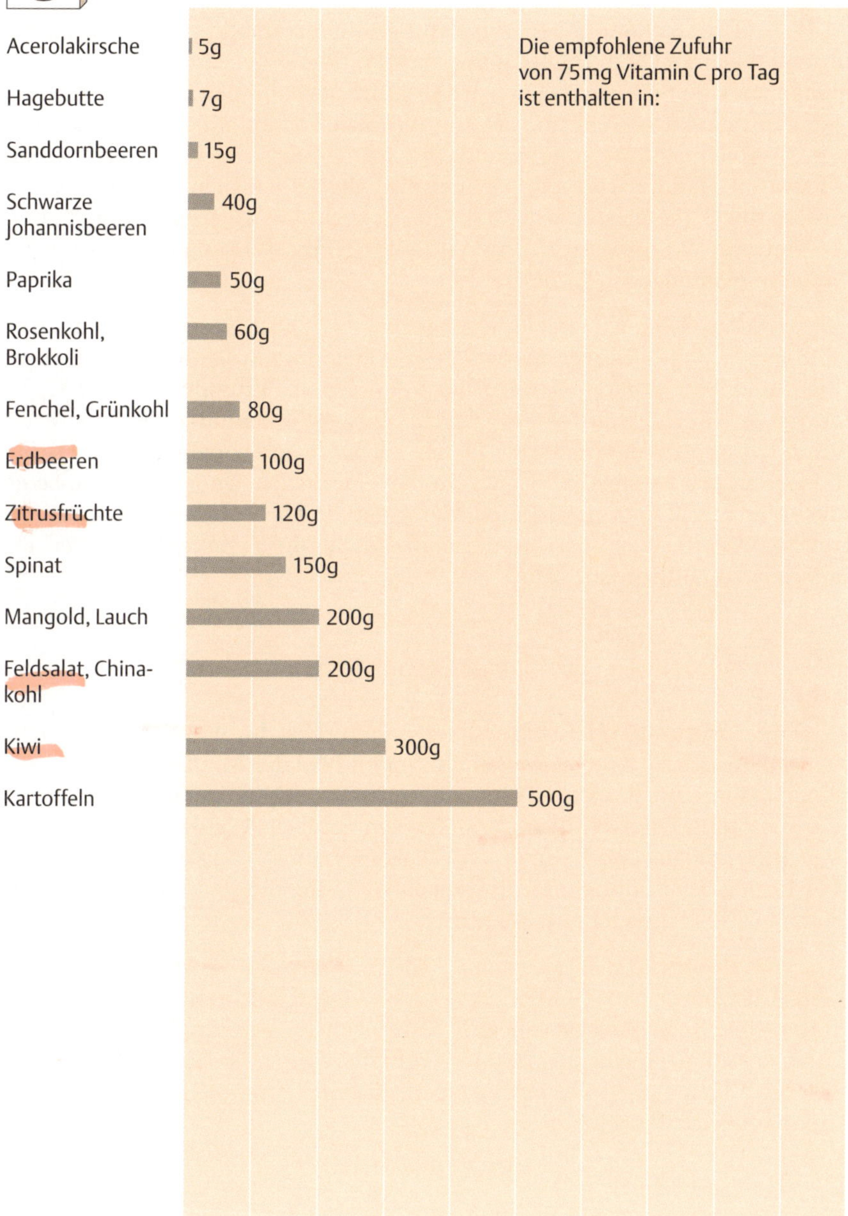

Was schadet dem Vitamin?

Unter allen meistens mehr als minder empfindlichen Vitaminen nimmt Vitamin C die Stellung des »beleidigten Leberwürstchens« ein. Bei der geringsten Störung löst sich das Vitamin buchstäblich in Luft auf. Durch seine antioxidative Wirkung bekämpft es den Sauerstoff, der an zerkleinertes Obst oder Gemüse kommt, und verzehrt sich dadurch selbst bis zu einem Miminum. Daher verfärben sich auch die Schnittflächen bräunlich, was wiederum durch die Zugabe von Zitronensaft verhindert werden kann; hier bekommt die Ascorbinsäure – das Vitamin C – Verstärkung durch ihresgleichen im Kampf gegen Licht und Luft.

Aus langen Liefer- und Lagerzeiten geht ein recht geschmälerter Vitamin-C-Gehalt hervor. Natürlich sind auch hier außer Sauerstoff, Hitze, Licht und Feuchtigkeit die natürlichen Feinde des Vitamin C. Durch Garen verlieren Nahrungsmittel 40%, durch längeres Warmhalten 70% ihres Vitamin-C-Gehaltes. Noch stärker ist der Zerfall, wenn winzige Metallteilchen (insbesondere Kupfer und Eisen) in der Nähe sind. Und, wer hätte es gedacht, in den Monaten April und Mai weist die ansonsten recht Vitamin-C-reiche Kartoffel den niedrigsten Gehalt auf, der durch Zubereitungsverluste auf nahezu Null sinken kann!

Bei welchen Erkrankungen kann Vitamin C helfen?

Mögliche Wirkungen hat Vitamin C bei der Wundheilung und bei Knochenbrüchen, bei Harnwegsinfekten und bei der Minderung der Folgen einer Eisenmangelanämie (Blutarmut). Frühzeitig eingenommen, kann es die Symptome von Erkältungskrankheiten mildern. Möglich sind ein Schutz von Blutgefäßen und Zähnen, eine Verbesserung der Eisenaufnahme, die Förderung der Bildung roter Blutkörperchen und die Hemmung der Entstehung krebserregender Nitrosamine.

Spekulativ ist der Schutz vor Infektionen, Krebs, Herzkrankheiten, Allergien, Virusinfektionen und vor Vergiftungserscheinungen durch unterschiedliche Substanzen (z. B. Pilzgifte). Ebenso fraglich ist die Senkung des Cholesterinspiegels und von Fieber sowie die Heilung von Arthritis, die Verringung von Darmpolypen, die Stimmungsaufhellung und die Hemmung von Parodontose.

Vitamin-Tips

- Da die besten Vitamin-C-Quellen rohes Obst und Gemüse sind, sollten Sie bei deren Verzehr darauf achten, daß es frisch auf den Tisch kommt und erst unmittelbar vor dem Verzehr geschält oder zerkleinert wird.
- Vermeiden Sie Nahrungsmittel, die lange Transportwege hinter sich haben, da hier der Vitamin-C-Gehalt schon auf ein Minimum geschrumpft sein kann, bevor es überhaupt auf Ihren Tisch kommt.
- Durch rasches Einfrieren und sorgfältiges Eindosen kann der Vitamin-C-Gehalt weitestgehend erhalten bleiben.
- Verteilen Sie Ihre Vitamin-C-Zufuhr über den ganzen Tag, da immer nur kleine Mengen in den Körper aufgenommen und dort über das Blut an die Zielorgane weitergeleitet werden können.
- In der deutschen Ernährung trägt die Kartoffel sehr viel zur Vitamin-C-Versorgung bei. Obwohl der Gehalt weit hinter dem von Zitrusfrüchten liegt, hat sie sich doch als Grundnahrungsmittel ihre Stellung als zuverlässiger Vitamin-C-Lieferant längst gesichert. Kochen Sie Kartoffeln in der Schale, dann bleiben die Verluste geringer. Mit selbstzubereitetem Kräuterquark reichern Sie diese Mahlzeit noch weiter an.
- Ersetzen Sie doch beim Zwischendurch-Naschen mal die Gummibärchen durch Weintrauben und die Limonade durch einen Fruchtsaft.
- Fruchtsaft zum oder nach dem Essen getrunken hilft Ihnen dabei, Eisen und Kalzium aus pflanzlicher Kost besser aufzunehmen. Außerdem schützt Vitamin C vor der Bildung von krebserregenden Nitrosaminen im Magen.
- Wärmen Sie Ihr Essen lieber erneut auf, anstatt es warmzuhalten.
- Geben Sie Gemüse in wenig kochendes Wasser, oder verwenden Sie einen Dampfkochtopf oder einen Siebeinsatz, mit dem Sie auch in einem herkömmlichen Topf über Dampf kochen können.

Die antioxidativen Vitamine

Was sind antioxidative Vitamine, und wozu brauchen wir sie?

Sauerstoff ist die Grundlage allen Lebens auf der Erde. Ohne Sauerstoff könnten weder Menschen und Tiere noch Pflanzen existieren. Dennoch ist mit diesem wichtigen chemischen Element nicht nur Leben, sondern auch Zerstörung verbunden.

Sauerstoff ist ein sehr aktives Molekül, das aufgrund seiner besonderen Eigenschaften die in ihm gebundene Energie rasch an seine Reaktionspartner abgibt. Diese nutzen sie wiederum für andere Stoffwechselreaktionen. Den Vorgang der Energieübertragung nennt man Oxidation. Die starke Reaktionsfreudigkeit des Sauerstoffs bedingt aber nun, daß bei der Energieabgabe Substanzen entstehen können, die leicht außer Kontrolle geraten. Beispielsweise sind das der sogenannte Singulett-Sauerstoff und die freien Radikale. Diese beiden Sauerstoffverbindungen sind so aggressiv, daß sie wiederum sehr schnell mit Substanzen in ihrer Umgebung, z. B. mit Fettsäuren der Zellmembranen, reagieren und diese dabei verändern und zerstören. Bei den freien Radikalen geschieht das so: Sie sind im Besitz einer freien Bindungsstelle, eines ungepaarten Elektrons. In der Regel sind Elektronen aber immer mit einem anderen Elektron verbunden, da das aus Gründen der Energieerhaltung günstiger ist. Das freie Elektron greift sich nun einen beliebigen Stoff aus seiner Umgebung und entreißt diesem eines seiner (gepaarten) Elektronen. Dabei ist zwar nun das freie Radikal zufrieden, aber es ist ein anderes freies Elektron, also ein neues freies Radikal, entstanden (im Beispiel der Fettsäure in der Zellmembran spricht man von einem Fettsäureradikal). Und der sucht nun wiederum einen Reaktionspartner, dem er ein Elektron abnehmen kann. Es ist also eine Kettenreaktion in Gang gesetzt worden, in deren Verlauf viele Stoffe und Verbindungen im Körper zerstört werden.

Die Natur hat sich aber auch etwas einfallen lassen, um der Zerstörung durch diese unkontrollierten Oxidationen Einhalt zu gebieten: In Jahrmillionen entstanden sogenannte antioxidative Systeme (antioxidativ = die Oxidation verhindernd). Dies sind zum einen menschliche Enzyme (z. B. die Glutathion-Peroxidase), die freie Radikale abfangen, und zum anderen antioxidative Substanzen in Pflanzen, beispielsweise einige der Vitamine und verschiedene Pflanzenfarbstoffe. Die Funktion dieser Radikalfänger in Pflanzen ist klar: Blätter z. B. sind dem Sonnenlicht zugewandt, da nur so das Chlorophyll Energie für das Wachstum der Pflanze gewinnen kann. Gleichzeitig entsteht durch das Licht aber auch eine große Anzahl von freien Radikalen. Die Natur hat es nun so eingerichtet, daß neben dem Chlorophyll auch die antioxidativen Substanzen liegen, die die aggressiven Sauerstoffverbindungen neutralisieren.

Im Zuge der Evolution haben sich die ersten pflanzenfressenden Lebewesen die darin enthaltenen Stoffe zunutze gemacht, und es ist nicht verwunderlich, daß sie auch in den tierischen Organismen ihre Funktion weiter entfalten konnten. Klassisches Beispiel ist das Betakarotin, das in vielen Pflanzen vorkommt und das den aggressiven Singulett-Sauerstoff inaktiviert. Genau das läuft auch im menschlichen Körper ab: In der Haut z. B. werden die durch die Sonnenbestrahlung entstehenden aggressiven Sauerstoffverbindungen abgefangen und so die zerstörerische Kettenreaktion abgebrochen.

Wissenschaftler haben im Laufe der letzten Jahre neben anderen Substanzen drei antioxidative Vitamine (Antioxidantien) ausfindig gemacht: Vitamin C, Vitamin E und Betakarotin. Die antioxidativen Vitamine können dem menschlichen Körper auf drei Arten zugeführt werden:

1. Über die Nahrung nimmt der Mensch gleichzeitig viele andere, zum Teil noch nicht näher bekannte Inhaltsstoffe mit gesundheitsfördernder Wirkung auf. Auf der anderen Seite kann die Bioverfügbarkeit (s. S. 17) durch die Bindung im Lebensmittel oder durch resorptionshemmende Substanzen herabgesetzt sein.
2. Über die Gabe von Vitaminpräparaten, die ungefähr jene Mengen anliefern, die man mit einer ausgewogenen Ernährung aufnehmen würde und die in etwa dem täglichen Bedarf entspricht.
3. Einzelne Vitamine oder Vitaminkombinationen können über Supplemente in so hohen Dosen zugeführt werden, daß sie arzneimittelähnliche Wirkungen entfalten. Diese Präparate kann nur der Arzt verschreiben; unter Umständen können auch Nebenwirkungen auftreten. Diese Methode wird in den meisten Studien, die eine spezielle Vitamintherapie untersuchen, angewandt.

Am wünschenswertesten ist eine natürliche Kost, die ausgewogen und reich an antioxidativen Vitaminen ist. Diese erreicht man am besten, indem man 2- bis 3mal pro Tag Gemüse (z. B. auch als Saft) und 2–3 Portionen Obst verzehrt.

Wie wirken antioxidative Vitamine?

Vitamin E sitzt in der Zellmembran, deren Fettsäuren ein beliebter Angriffspunkt für die freien Radikale sind. Rechnerisch ist pro 1000 Fettsäuren etwa ein Molekül Vitamin E enthalten. Greift nun ein Radikal an, so bietet das Vitamin E eines seiner eigenen freien Elektronen als Reaktionspartner an. Ist schon ein Fettsäureradikal entstanden, so stellt Vitamin E auch hier ein Elektron zur Verfügung, so daß unter den Fettsäuren keine Kettenreaktion ausbricht. Deshalb spricht man auch von einem kettenabbrechenden Antioxidans. Nun kommt Vitamin C ins Spiel: durch seine besondere chemische Struktur ist es in der Lage, dem Vitamin E, dem nun ein Elektron fehlt, dieses zur Verfügung zu stellen, ohne selbst ein Radikal zu werden. Vitamin C ist also zur Regeneration von Vitamin E notwendig. Man sieht hier, wie eng die Vitamine in unserem Körper zusammenarbeiten.

Betakarotin wirkt als Radikalfänger (besonders gegen Singulett-Sauerstoff), indem es die Energie dieser aggressiven Verbindung übernimmt und in Form von Wärme ableitet.

Wann schaden freie Radikale?

Beim Lesen des Abschnitts über die komplizierten antioxidativen Mechanismen kam Ihnen vielleicht die Frage, ob die Bildung der freien Radikale nicht schon im Vorfeld verhindert werden könnte. Diese Frage muß klar verneint werden. Für alle Lebewesen, die auf Sauerstoff angewiesen sind, ist die Bildung von Radikalen unvermeidlich. Sie entstehen ständig bei allen Stoffwechselprozessen, und der Körper hat ja auch, wie bereits erwähnt, spezielle Enzymsysteme zu deren Inaktivierung entwickelt.

Zum Teil hat sich der Körper diese aggressiven Verbindungen sogar zunutze gemacht: einige Abwehrzellen des Immunsystems gehen mit einem freien Radikal auf Eindringlinge los und können sie so zerstören.

Zu gesundheitlichen Problemen (s. u.) kann es immer dann kommen, wenn ein Mißverhältnis zwischen der Menge der gebildeten aggressiven Sauerstoffverbindungen und den Radikalfängern besteht. Man spricht dann vom »Oxidativen Streß«.

Ein Überschuß freier Radikale entsteht

- beim Rauchen (bei einem einzigen Zug werden Millionen freier Radikale gebildet bzw. aufgenommen)

- durch verschiedene Medikamente (z.B. durch Einnahme des Schmerzmittels Paracetamol in hohen Dosen)
- durch Luftverschmutzung (Abgase) und durch hohe Ozonwerte
- bei fieberhaften Erkrankungen
- bei ungewohnt starker körperlicher Belastung
- bei chronischen Entzündungen

Zu einer Unterversorgung mit antioxidativen Vitaminen über die Nahrung kommt es bei

- gemüse- und obstarmer Kost
- einseitigen Diäten
- Fettresorptionsstörungen (z.B. bei Darm- und Bauchspeicheldrüsenerkrankungen)

Um sich vor Erkrankungen zu schützen, kann man sich also entweder vor der Entstehung freier Radikale schützen oder die Zufuhr von Antioxidantien in der Nahrung erhöhen. (Wie Sie das machen, erfahren Sie in den Abschnitten der einzelnen Vitamine.)

Krankheitsvorbeugung durch antioxidative Vitamine

Die Möglichkeit, daß antioxidative Vitamine die Entwicklung verschiedener Erkrankungen verhindern oder ihren Verlauf positiv beeinflussen können, zeichnete sich in den letzten Jahren mehr und mehr ab. So zeigt sich vor allen Dingen bei Krebs und bei der Verkalkung der Herzkranzgefäße ein deutlich positiver Einfluß einer antioxidantienreichen Nahrung. In jüngster Zeit mehren sich auch die Hinweise, daß Antioxidantien bei der Entstehung des Grauen Stars (Katarakt), der Parkinson- und der Alzheimer-Krankheit sowie verschiedenen degenerativen Erkrankungen eine schützende Rolle spielen. Möglicherweise können sie auch dazu beitragen, das Fortschreiten der HIV-Infektionen zu verlangsamen.

Die meisten Erkrankungen haben eine sogenannte multifaktorielle Entstehungsgeschichte, d.h. es müssen eine Reihe verschiedener Auslöser zusammentreffen, damit die Krankheit ausbricht. Viele dieser Faktoren sind noch unbekannt. Es wird aber immer wahrscheinlicher, daß die freien Radikale eine wichtige Rolle dabei spielen. So unterschiedlich die oben genannten Erkrankungen auch sind, so scheint doch immer die Schädigung der Membranen und anderer lebenswichtiger Substanzen durch die aggressiven Sauerstoffe einer der krankmachenden Mechanismen zu sein.

Die ersten Hinweise auf diese Zusammenhänge finden sich bereits in den 50er Jahren und sind durch eine Vielzahl von breitangelegten Bevölkerungsstudien (epidemiologische Studien) bis zum heutigen Tag verdichtet worden. Jedoch erst mit zunehmenden Erkenntnissen aus dem Bereich der Grundlagenforschung konnten die Ergebnisse dieser Studien verstanden werden. Heute ist man in der Lage, die Frage nach der Bedeutung der Antioxidantien in der Vorbeugung solcher Erkrankungen nicht nur ernsthaft zu diskutieren, sondern auch in gezielten Studien die vorbeugende Wirkung weiter zu erforschen.

Noch weiß man wenig darüber, welche Mengen an Antioxidantien aufgenommen werden sollten, um ihr schützendes Potential optimal auszunutzen, ohne daß jedoch unerwünschte Begleiterscheinungen auftreten. Deshalb berücksichtigen die heutigen Empfehlungen für die Vitaminzufuhr lediglich jene Mengen, die für die bislang gesicherten Wirkungen dieser Stoffe, also die Verhütung von Mangelkrankheiten, notwendig sind. Viele weitere Studien müssen hier noch zu genaueren Daten führen.

Was Sie nun selbst tun können, um möglichst viele der antioxidativen Vitamine aufzunehmen, erfahren Sie in den Kapiteln der einzelnen Vitamine. Eine hohe Aufnahme von Antioxidantien kann jedoch nicht ohne weiteres einen ungesunden Lebenswandel kompensieren. Die schädigende Wirkung von Kettenrauchen läßt sich nicht durch eine Nahrung, die reich an Radikalfängern ist, ausgleichen. Die verstärkte Aufnahme der Antioxidantien ist nur dann eine optimale vorbeugende Maßnahme, wenn gleichzeitig die Faktoren reduziert werden, die den oxidativen Streß auslösen.

Sachverzeichnis